Andrea Kisch / Sabine Pauli

„Ganz schön schräg“

Förderung beim Erlernen der Schräge
Praxisbuch für Therapie und Pädagogik

Andrea Kisch / Sabine Pauli

„Ganz schön schräg“

Förderung beim Erlernen der Schräge
Praxisbuch für Therapie und Pädagogik

vml verlag modernes lernen

@ Link zum Download des Materials:
https://www.verlag-modernes-lernen.de/permalink/v1282

Externe Links
Der Verlag weist ausdrücklich darauf hin, dass eventuell im Text enthaltene externe Links vom Verlag nur bis zum Zeitpunkt der Buchveröffentlichung eingesehen werden konnten. Auf spätere Veränderungen hat der Verlag keinerlei Einfluss. Eine Haftung des Verlages ist daher ausgeschlossen.

Veröffentlicht in der Edition:
verlag modernes lernen Borgmann GmbH & Co. KG
Schleefstraße 14
D-44287 Dortmund

Gesamtherstellung in Deutschland:
Löer Druck GmbH, Dortmund

Zeichnungen und Fotos: Andrea Kisch

Bestell-Nr. 1282 | ISBN 978-3-8080-0807-2

Inhalt

Vorwort

Dies ist ein Buch zur Förderung von Kindern, die mit dem Erfassen und der Wiedergabe von Schrägen Schwierigkeiten haben.
Es richtet sich an Ergotherapeuten/innen und angrenzende Berufsgruppen.

Zunächst wird dargestellt, wie Kinder über die Körper-, Raum- und Objektwahrnehmung die Schräge erfassen, dann wird erläutert, wie dies über die visuelle und die taktil-kinästhetische Wahrnehmungsverarbeitung geschieht.
Im Folgenden wird beschrieben, welche Faktoren die Wiedergabe der Schräge beim Bauen, Malen und Schreibenlernen beeinträchtigen können.
Es wird dargestellt, welche Erfahrungen Kinder zur Schräge bis zum 7. Lebensjahr in ihrer groß-, fein- und grafomotorischen Entwicklung machen und wie sie diese umsetzen.

Zur systematischen Förderung der Kinder wird das „Ravensburger Therapiekonzept" vorgestellt und sowohl in Einzelbeispielen, als auch in einer Serie von 5 beispielhaften Therapiestunden aufgezeigt, wie spielerisch, zielgerichtet und betätigungsorientiert am Thema Schräge gearbeitet werden kann.

Um weitere interessante Therapiestunden zum Thema vorbereiten zu können, enthält das Buch eine reichhaltige Sammlung von spielerischen Übungsideen, die den Schwerpunkten Wahrnehmung, Groß-, Fein- und Grafomotorik zugeordnet sind.

Der Begriff „Grobmotorik" wird durch „Großmotorik" ersetzt. Damit sind die ganzkörperlichen, großräumigen Bewegungen des Kindes gemeint.
Der Begriff Feinmotorik bezieht sich in diesem Buch auf die eher fein dosierten, kleinräumigen Bewegungen von Armen, Händen und Fingern.

90 Kopiervorlagen für Übungsblätter mit Schrägen, Dreiecken, Rauten und Zickzack in verschiedenen Schwierigkeitsgraden ermöglichen ein systematisches grafomotorisches Übertragen von Schrägenerfahrungen auf das Papier. (Link zum Download der Übungsblätter s. S. 4.)

1. Einleitung

Kinder haben immer wieder Schwierigkeiten damit, eine Schräge von einer liegenden oder stehenden Geraden zu unterscheiden und als eine eigene Raumrichtung wahrzunehmen.
Das führt oft zu Problemen, wenn sie die Schräge in Bildern z. B. als Dach eines Hauses malen, oder in Buchstaben und Zahlen, z. B. in A oder K und bei 1 oder 7 schreiben.
Diese Schwierigkeiten sind nicht auf den ersten Blick zu erkennen, da es den Kindern durchaus gelingt, eine dreieckige Form oder ein zickzackähnliches Muster zu malen.
Sie zeichnen die dreieckige Form zwischen Standlinie und der ersten daran angesetzten Linie in einem fast rechten Winkel. Die schräge Linie ist lediglich die Verbindung der beiden Endpunkte, die sich zwangsläufig daraus ergibt (Abb. 1).

Zickzackmuster entstehen bei jüngeren Kindern meist eher zufällig. Sie bewegen beim Malen den Arm und die Hand noch relativ ungezielt vor und zurück. Wenn sie den Arm gleichzeitig horizontal verschieben, entsteht eher nebenbei ein zickzackähnliches Muster, ohne dass die Kinder die Schräge dabei bewusst ausführen.

Bei Dächern, Buchstaben wie A und Zahlen wie 1 kann beobachtet werden, dass der Aufstrich nahezu senkrecht und der Abstrich zwangsläufig leicht schräg gezeichnet wird und häufig sehr eng nebeneinander liegen (Abb. 2).

Kinder bezeichnen Striche entweder als „gerade“ oder „krumm“ bzw. „schief“. Als geraden Strich bezeichnen sie eine Linie, die wie mit dem Lineal gezogen in der Unendlichkeit endet, unabhängig davon, ob diese waagerecht, senkrecht oder leicht schräg verläuft.
Als einen „krummen“ Strich bezeichnen sie in der Regel eine leicht gebogene oder wellenförmige Linie.
Exakter wäre es, waagerecht als liegend, senkrecht als stehend und schräg als gekippt zu benennen.

Die Waagerechte erfährt das Kind schon sehr früh über Liegen, Robben und Krabbeln auf dem Boden. Die nächste Raumrichtung, die es erfährt, ist die Senkrechte; diese zunächst passiv und zunehmend aktiv durch die eigene Aufrichtung.
Die Erfahrung der Schräge in der Bewegung ist immer dynamisch, da es sich dabei um einen Bewegungsübergang, einen „Kipp- oder Rutschmoment“ handelt und

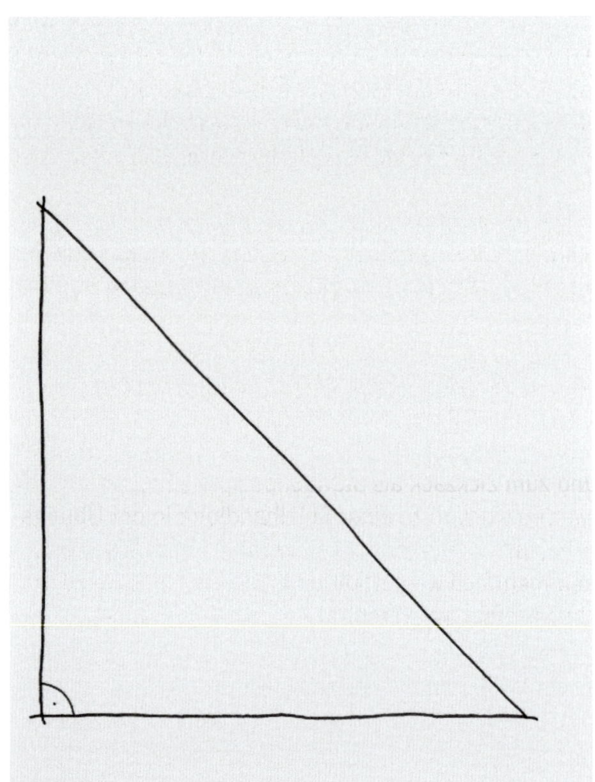

Abb. 1

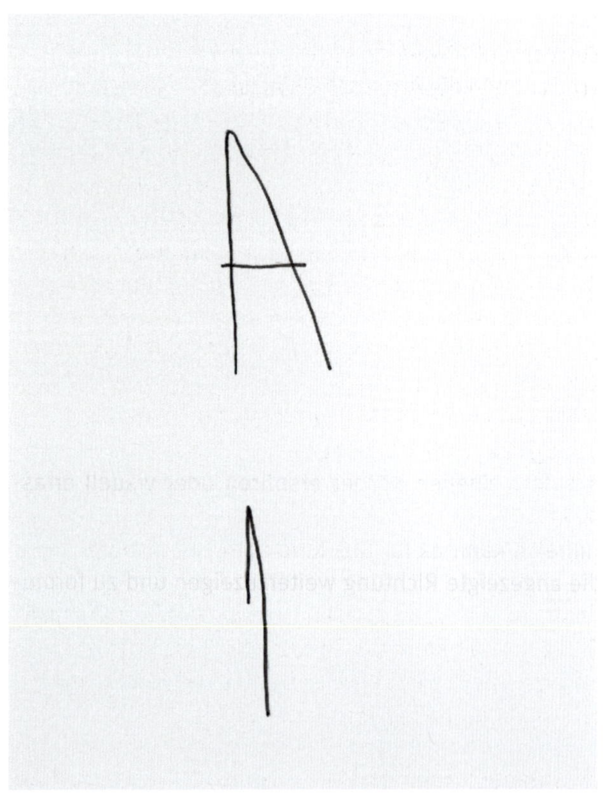

Abb. 2

somit um ein Phänomen, das nur kurze Zeit wahrzunehmen, zu sehen oder zu spüren ist.
Diesen Kippmoment kann das Kind z. B. mit Hilfe eines Kufenbretts spüren, mit dem es im Liegen, Sitzen oder Stehen die Kippbewegung selbst steuern kann, oder indem es das Brett in der Extremstellung kurz anhält, um die Schräge zu spüren.
Am Tisch und kleinräumig kann dem Kind das Kippen z. B. durch einen senkrecht stehenden und dann kippenden Stift verdeutlicht werden.

Wenn ein Kind Schwierigkeiten mit der Wiedergabe der Schräge hat, soll es diese unbedingt mit dem ganzen Körper über viele Wiederholungen und Variationen taktil-kinästhetisch und über das Gleichgewicht wahrnehmen.

Dazu bietet sich z. B. das Bewegen auf einer Rampe oder einer Langbank an, die an eine Sprossenwand eingehängt wird. Rutscht das Kind diese Schräge herunter, ist die mögliche Wahrnehmung dieser Richtung nur sehr kurz. Zieht es sich allerdings gegen die Schwerkraft hinauf oder schiebt es einen Gegenstand bergauf, ist die taktil-kinästhetische Wahrnehmung langsamer und intensiver.

Die Waagerechte spürt das Kind, indem es sich auf den Boden legt. Die Senkrechte kann es durch die Streckung des ganzen Körpers im Stehen wahrnehmen. Dazu wird es aufgefordert, sich auf die Zehenspitzen zu stellen und gleichzeitig die Arme senkrecht über den Kopf zu strecken.
Zur Verdeutlichung der Schräge werden die Beine gegrätscht und die Arme schräg nach oben gestreckt.

Um eine Schräge wahrzunehmen, reicht es nicht aus, bspw. einen im Bewegungsraum aufgebauten Zickzackweg, z. B. aus Matratzen oder Hölzern, in der Ebene zu durchlaufen oder -fahren. Dabei kann das Kind die Schräge nicht über den Einfluss der Schwerkraft spüren, sondern lediglich visuell erkennen. Es wird ein Richtungswechsel wahrgenommen; die Teilstrecken dazwischen verlaufen gerade.
Eine Raumrichtung wie waagerecht, senkrecht und schräg lässt sich immer nur in Bezug zu sich selbst und mit dem eigenen Körper erspüren oder visuell erfassen.
Hilfreich kann es für das Kind sein, mit seinem Finger die angezeigte Richtung weiterzuzeigen und zu formulieren, wohin es dann schaut – z. B. gerade in Richtung Schrank oder schräg zum Fenster. Auf die abstrakten Begriffe wie rechts und links sollte bei raumlageunsicheren Kindern zunächst verzichtet werden.

Zum Verdeutlichen der Senkrechten im Unterschied zur Schräge kann das Kind erst die Sprossenwand hochklettern und anschließend die Bank oder eine schräggestellte Weichbodenmatte hinunterrutschen oder umgekehrt.

Ergänzend zur ganzkörperlichen Erfahrung der Schräge sollte diese über Vor- und Nachbauaufgaben, z. B. mit den Stäbchen des Spiels „Packesel“, weiter vertieft und ins 2-Dimensionale übertragen werden.
Hierbei ist von Anfang an darauf zu achten, dass das Kind die vorgebaute Anordnung der Stäbchen nicht spiegelbildlich, sondern unter oder neben der Vorlage in derselben Richtung nachlegt, damit das Nachgebaute im anschließenden Vergleich tatsächlich gleich aussieht. Dabei ist der räumlichen Bezug die Tischkante.

Es bedarf in der Regel vieler Wiederholungen und Variationen in den Therapieeinheiten, bevor die Raumrichtung der Schräge vom Kind erfasst wird und es diese bewusst 2-dimensional als schrägen Strich, Dreieck, schräges Kreuz und Zickzack auf das Papier malen kann.

Die Förderung im Bereich der Grafomotorik sollte immer in Kombination mit der ganzheitlich wahrgenommenen Schräge, d. h., parallel mit groß- und feinmotorischen Übungen erfolgen.
Beispielsweise zieht sich das Kind eine Rampe hinauf und rutscht diese anschließend herunter. Danach legt es mit Stäbchen des Spiels „Packesel“ die Schräge der Rampe, die es erst hinaufklettert und dann heruntergerutscht ist, auf einer Vorlage nach und zeichnet dann schräge Striche zwischen zwei Linien: einen nach oben (die Rampe, die es sich vorhin hinaufgezogen hat) und einen nach unten (die Rampe, die es hinuntergerutscht ist). Dies wiederholt es bei jedem Durchgang.
Das Kind kann später mit Hilfe dieser nachgezeichneten Spuren den Eltern zeigen, wie oft es gerutscht ist.

Diese parallele Übertragung auf das Papier ist wichtig, um die 3-dimensionale Raumerfahrung der Schräge für das Kind sichtbar in die 2-dimensionale Ebene zu übertragen.

Über die Arbeitsweise nach dem „Ravensburger Therapiekonzept“ (siehe Kapitel 14) werden groß-, fein- und grafomotorische Übungen zur Schräge, zum Dreieck und zum Zickzack als Stundenbeispiele aufgeführt. Sie werden sinnvoll zu einer Spielhandlung in der Übungsform Parcours verbunden, innerhalb einer Therapieeinheit mehrfach wiederholt und zur Vertiefung im häuslichen Umfeld weitergeführt.

2. Erklärung der Begriffe schräg/schief/steil/krumm

Die Schräge ist für Kinder schwer zu erfassen. Sie wird bei Bewegungsübergängen erlebt und vermittelt den Eindruck des Kippens oder Fallens.

Die Begriffe schräg und schief sind im Sprachgebrauch kaum zu unterscheiden und werden teilweise synonym benutzt. Z. B. liegt ein Kind schräg oder schief im Bett. Als schief oder schräg wird eine Richtung bezeichnet, die von einer Senkrechten oder Waagerechten in einem Winkel nach rechts oder links, oben oder unten abweicht. Eine Schräge kann immer nur in Bezug zu einer Waagerechten oder Senkrechten gesetzt und somit als eine andere Richtung als diese erkannt werden.

Zur Verdeutlichung der Begriffe schräg/schief/steil/krumm werden im folgenden Beispiele aufgeführt:

schräg
- Einen schrägen Weg hochgehen
- Schräg im Bett liegen
- Eine alte Hütte / ein Baum steht schräg
- Schräg verlaufende Linien zeichnen

schief
- Schief liegen
- Das Kind sitzt schief auf dem Stuhl
- Der Zaunpfahl steht schief
- Ein Glas schief halten
- Das Bild hängt schief

steil
Steil ist abweichend von der Waagerechten oder der Senkrechten und bezieht sich häufig auf eine Geländekante, z. B. eine Klippe, ein Flussufer und einen Grat im Gebirge, die entweder steil abfallend/abschüssig oder ansteigend sind:
- Die Passstraße ist steil
- Das Ufer ist steil
- Der Weg ist steil
- Der Grat im Gebirge ist steil

krumm
Krumm wird häufig im Zusammenhang mit etwas genannt, bei dem man davon ausgeht, dass es eigentlich gerade sein sollte, z. B.:
- Das Tisch-/Stuhlbein ist krumm
- Ein Nagel ist krumm
- Der Strich ist krumm
- Der Schuhabsatz ist krumm

3. Körper- / Raum- / Objektwahrnehmung in Bezug zur Schräge / Störungen

Die Körper-, Raum- und Objektwahrnehmung spielt beim Erfassen der Schräge eine wichtige Rolle. Die Richtung der Schräge muss das Kind ganzheitlich mit vielfältigen Variationen über die Erfahrung des Körpers im Raum sowie mit verschiedenen Objekten und deren Verhalten auf schiefen Ebenen erfahren.
Je mehr das Kind auf grundlegende Erfahrungen zur Körper-, Raum-, Objektwahrnehmung und Orientierung im Raum sowie in der Hand- und Fingergeschicklichkeit zurückgreifen kann, umso leichter wird ihm die Übertragung auf die 2-dimensionale Ebene im Nachbauen, Malen, Zeichnen und beim Schreiben fallen.

Nachfolgend werden die Begriffe erläutert:

3.1 Körperwahrnehmung

Das Körperschema dient der Orientierung am eigenen Körper und ist zur Orientierung im Raum wichtig. Es ist das Bezugssystem für die Beziehung zwischen uns und unserer Umwelt. Darüber nehmen wir wahr, dass wir unterschiedliche Körperseiten und Gliedmaßen haben. Die differenzierte Wahrnehmung der Körperseiten ist eine Voraussetzung dafür, dass sich Arbeits- und Haltehand ausprägen können.

Die Wahrnehmung der Raumrichtungen unten und oben geschieht bei der passiven und vor allem bei der aktiven Aufrichtung des Kindes und seinen Erfahrungen unter Einwirkung der Schwerkraft.
Bei sämtlichen Positionswechseln vom Liegen (waagerecht) über die Lageveränderung (verschiedene Schrägen) bis hin zur senkrechten Position erlebt das Kind verschiedene Raumrichtungen bereits im Mutterleib und weiter nach der Geburt.

Über die eigene Fortbewegung nimmt das Kind seine Körperlage sowie die Dimensionen seines Körpers wahr. Es spürt die Lokalisierung einzelner Körperteile, deren Bewegungsmöglichkeiten und räumliche Zusammenhänge, z. B., dass die Hand am Arm ist und sowohl isoliert, als auch zusammen mit dem Arm bewegt werden kann.

3.2 Raumwahrnehmung

Auf der Grundlage der Körperwahrnehmung und in Kombination mit der eigenen Bewegung entwickelt sich die Raumwahrnehmung. So erfährt das Kind z. B., dass ein Raum klein oder groß ist, weil es kürzer oder länger dauert, ihn zu durchkrabbeln, oder dass eine Strecke kurz oder lang, eine Mauer hoch oder niedrig ist.
Das Kind spürt die Schräge beim Rutschen auf der Rutschbahn, beim Gehen bergauf und bergab, beim Erklettern einer Leiter und beim Schlittenfahren.
Aufgrund dieser Körper-Raumerfahrungen kann das Kind auch die räumlichen Begriffe (Präpositionen), wie z. B. oben / unten / über / unter / rechts und links verstehen und sowohl handelnd, als auch zunehmend sprachlich umsetzen.

Eine besondere Herausforderung für Kinder ist die Übertragung der 3-dimensionalen Körper- und Raumerfahrung auf die 2-Dimensionalität des Papiers. So ist z. B. „oben“ in Richtung Zimmerdecke, während auf dem liegenden Papier der obere Blattrand der ist, der am weitesten vom Kind entfernt ist.
Diese Übertragung bedarf zusätzlich eines gewissen Abstraktionsvermögens, was erklärt, warum Kinder mit kognitiven Einschränkungen häufiger Schwierigkeiten damit haben.

3.3 Objektwahrnehmung

Beim Spielen und beim alltäglichen Umgang mit Gegenständen nimmt das Kind deren Form, Farbe, Größe, Gestalt, Material und Funktion wahr.
Zunehmend wird ihm der Zweck und damit die erforderliche Raumlage der Gegenstände bewusst, z. B., dass ein Glas mit der Öffnung nach oben stehen muss, damit es befüllt werden kann, oder dass es zum Trinken schräg gehalten werden muss.
Beim Betrachten von Abbildungen von bekannten Gegenständen entwickelt sich die Fähigkeit der Übertragung vom 3-Dimensionalen ins 2-Dimensionale und umgekehrt. Darüber erkennt und benennt das Kind Dinge seiner Umgebung und in einem Buch unabhängig von der veränderten Darstellung, Größe oder Farbe. Dabei entwickelt das Kind die Fähigkeit der Wahrnehmung der Formkonstanz.
Mit zunehmendem Alter erlangt es die Fähigkeit, seine Wahrnehmungen beim Bauen, Malen und Zeichnen umzusetzen.
Umgekehrt ist es später in der Lage, 2-dimensionale Baupläne ins 3-dimensionale Bauen zu übertragen.

3.4 Störungen

Kinder, die Schwierigkeiten haben, die Schräge wahrzunehmen, konnten häufig schon als Kleinkinder zu wenig Erfahrungen mit dieser Richtung machen. Sie vermieden es, womöglich aufgrund von Bewegungsauffälligkeiten oder Wahrnehmungsstörungen, mehrfach die Leiter einer Rutschbahn hochzuklettern und herunterzurutschen oder eine steile Garageneinfahrt bzw. einen Hügel hinauf- und herunterzurennen.
Andere Kinder hatten evtl. beim Ertasten und im Umgang mit Objekten (Spielzeug/Alltagsgegenstände/Baumaterialien) Schwierigkeiten und erfassten dadurch die Gegenstände und deren räumliche Beziehungen nicht ausreichend.

Häufig fällt diese mangelnde Grundlage in der Körper-, Raum- und Objektwahrnehmung erst auf, wenn die Kinder nicht altersgemäß beim Hausdach eine Schräge malen können. Stattdessen malen sie dann ein Hochhaus, da sie beim Versuch, ein dreieckiges Dach zu malen, immer wieder ein weiteres viereckiges Stockwerk malen.

Damit Kinder Dreiecke malen und zeichnen können, müssen sie sich die Form zuerst vorstellen können.
Dies geschieht über vielfältige großräumige taktil-kinästhetische Bewegungserfahrungen, die im Gehirn als automatisierte Bewegungsmuster gespeichert werden. Durch das systematische feinmotorische Erfassen und Umsetzen des Dreiecks entwickelt sich die zunehmend sichere Bewegungsplanung, auch für den kleinräumigen Bereich.

Einige Erwachsene zeigen den Kindern, die kein Dreieck malen können, einen gut gemeinten „Trick". Dazu sollen sie eine waagerechte Linie zeichnen und in der Mitte darüber in einiger Entfernung einen Punkt setzen. Die Endpunkte der Linie verbinden sie mit dem Punkt und somit entsteht ein Dreieck.
Von diesem Vorgehen kann das Kind jedoch nicht nachhaltig profitieren, da ihm die Grundlagen fehlen, auf die es beim Erkennen und Wiedergeben von Schrägen zurückgreifen muss.
Ohne grundlegende, systematische Erarbeitung der Schräge wird es beim Erlernen von Buchstaben wie A, K, k, M, N, Q, R, V, v, W, w, X, x, Y, y, Z, z und Zahlen wie 1, 2, 7 mit Schrägen immer wieder Probleme haben. Diese Schwierigkeiten setzen sich beim Erlernen einer verbundenen Schrift fort.
Ebenso kann die räumlich-konstruktive Vorstellung reduziert sein, was sich später auch beim Zeichnen geometrischer Figuren zeigt.

4. Visuelle Wahrnehmung in Bezug zur Schräge / Auffälligkeiten

Unter visueller Wahrnehmung versteht man die Aufnahme von Sehreizen über die Augen, die Weiterleitung zum Gehirn und die Verarbeitung dieser Informationen.
Dabei ist zu unterscheiden, ob die beobachteten Schwierigkeiten des Kindes in der Betätigung ihre Ursache aufgrund von Wahrnehmungsstörungen oder in der Umsetzung aufgrund von motorischen Schwierigkeiten entstanden.
Die visuelle Wahrnehmung hat einen wichtigen Einfluss auf alle fein-, grafo- und schreibmotorischen Tätigkeiten. Bei Auffälligkeiten in diesen Bereichen muss immer eine Abklärung der visuellen Wahrnehmung durchgeführt werden. Bevor die visuelle Wahrnehmung überprüft wird, ist es sinnvoll, die Sehfähigkeit von einem Augenarzt und Orthoptisten überprüfen zu lassen.

Im Folgenden wird beschrieben, welche Funktionen die visuelle Wahrnehmung beinhaltet und wie sich Störungen auf fein-, grafo- und schreibmotorische Leistungen auswirken können.

4.1 Auge-Handkoordination

Sie ist die Voraussetzung, damit das Kind seine Hand- und Fingerbewegungen mit den Augen verfolgen und kontrollieren kann.

Auffälligkeiten:

- Ungeschicklichkeit bei fein- und grafomotorischen Tätigkeiten. Die Hände sind schneller als die Augen oder umgekehrt, der Blick wird nur kurz auf die Tätigkeit gehalten und schweift ab
- Schwierigkeiten beim Einhalten von Begrenzungslinien, z. B. beim Ausschneiden, Ausmalen und Schreiben
- Das Kind hat die Schräge erfasst, kann seine Bewegung aber zu wenig kontrollieren, um eine wohlgestaltete, geschlossene Form zu malen. Noch schwieriger ist es, eine kleine Form zu malen. Beim Zickzack sind die wiederholten auf- und abwärts ausgeführten Schrägen in Abstand und Höhe ungleichmäßig

4.2 Raumlage-Wahrnehmung

Dies ist die Fähigkeit, einen Gegenstand, einen Buchstaben oder eine Zahl von der betrachtenden Person aus gesehen, als rechts oder links usw. zu lokalisieren. Dies ist die Voraussetzung, um Dreiecke und Schrägen in ihrer räumlichen Anordnung zu unterscheiden und wiedergeben zu können (Abb. 3 a/b).

Auffälligkeiten:

- Raumbegriffe wie rechts, links, neben, davor, dahinter etc. kann sich das Kind räumlich nicht vorstellen und somit kaum umsetzen, z. B. beim Nachmachen von Körperstellungen
- Umsetzungsschwierigkeiten beim Nachbauen, Werken und Gestalten, z. B. Papierfalten

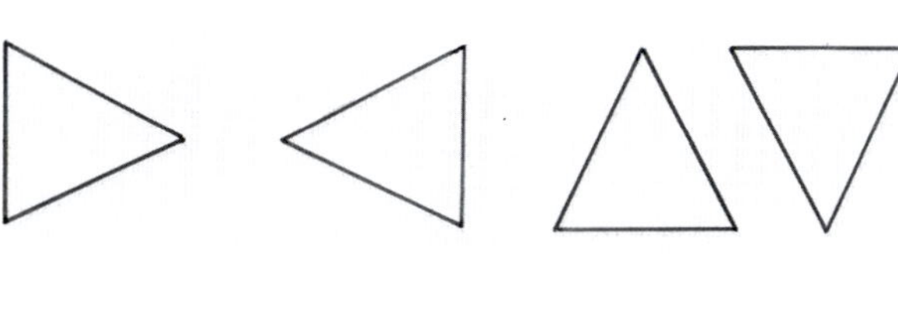

Abb. 3 a

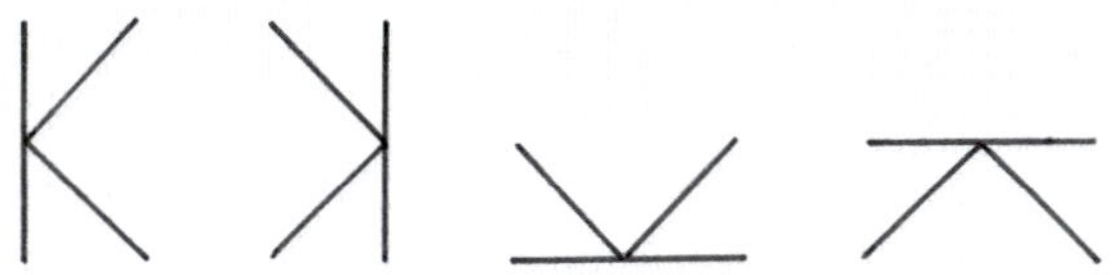

Abb. 3 b

4.3 Abzeichnen

Dies ist die Fähigkeit, visuell erfasste Formen und Buchstaben zeichnerisch exakt wiederzugeben. Diese Fähigkeit entwickelt sich auf dem Hintergrund der Körper-, Raum- und Objektwahrnehmung des Kindes, im Zusammenspiel mit einer altersentsprechenden Grafomotorik.

Auffälligkeiten:

- Das Kind erkennt nicht, aus welchen Einzelteilen sich komplexe Formen/Muster/Buchstaben zusammensetzen. Es kann diese nicht in Größe, Form, Anordnung und Raumlage wiedergeben und hat somit erhebliche Schwierigkeiten, Buchstaben schreiben zu lernen (Abb. 4 a/b).

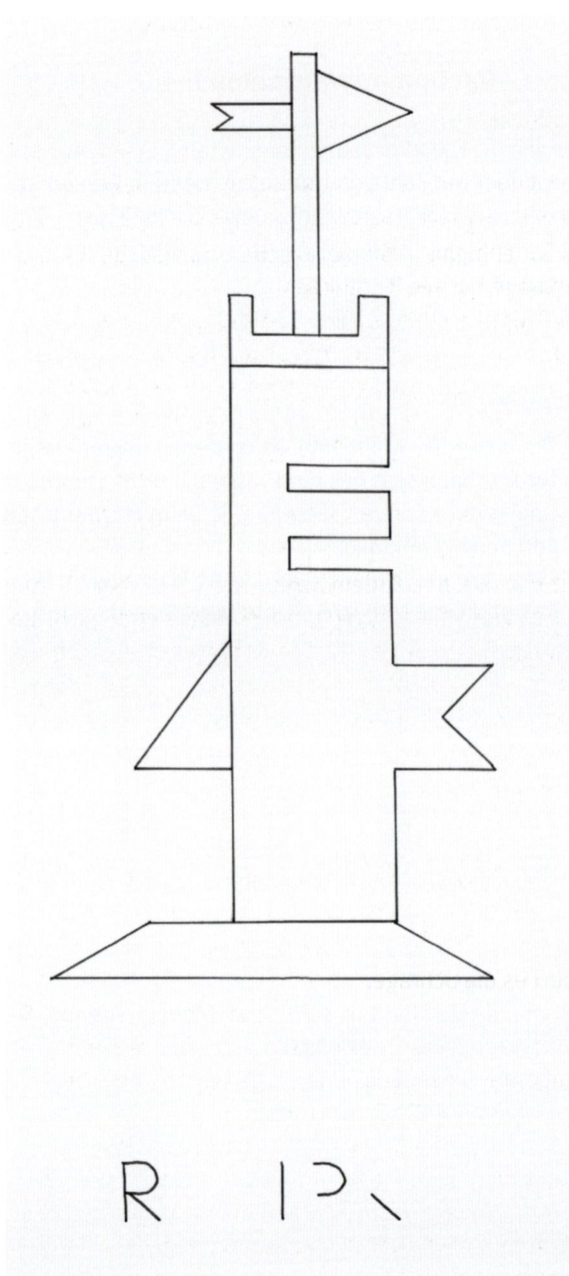

Abb. 4 a/b

4.4 Wahrnehmung räumlicher Beziehungen

Dies ist die Fähigkeit, die Lage von 2 oder mehreren Dingen oder Formen in Bezug zueinander und zur betrachtenden Person wahrzunehmen. Das ist die Voraussetzung, um Formen oder Buchstabenfolgen und Ziffern richtig wiedergeben zu können (Abb. 5 a/b).

Auffälligkeiten:

- Das sprachliche Verständnis und die Umsetzung von Raumbegriffen, wie z. B. vor/hinter/neben/zwischen sind erschwert
- Das Umsetzen von Bauplänen und Bastelanleitungen ist erschwert

4.5 Formkonstanz

Dies ist die Fähigkeit, ein Dreieck unabhängig von seiner Lage im Raum und seiner Größe als solches zu erkennen.

Auffälligkeiten:

- Dreicke werden nicht erkannt und benannt. Unter Umständen müssen die Ecken abgezählt werden, um die Form von einem Viereck zu unterscheiden.

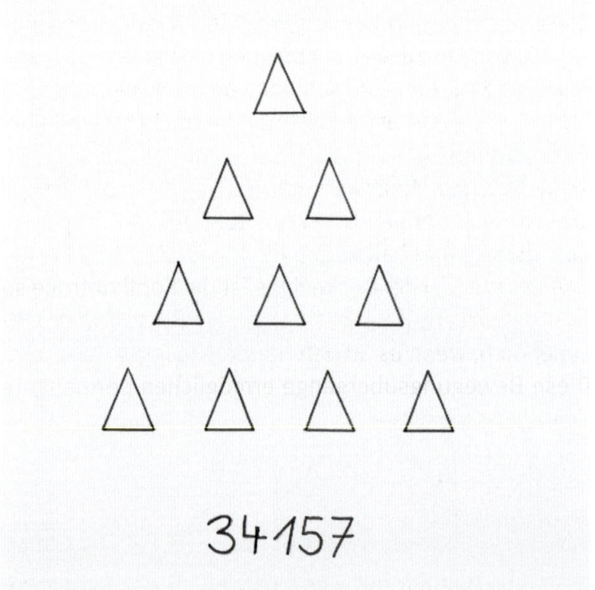

Abb. 5 a/b

5. Die Schräge in der Kindesentwicklung

Die Wahrnehmung der Raumrichtungen „oben“ und „unten“ geschieht zunächst bei der passiven und zunehmend aktiven Aufrichtung des Kindes durch die permanente Auseinandersetzung mit dem Einfluss der Schwerkraft.
Bei sämtlichen Positionswechseln, vom waagerechten Liegen bis hin zu einer senkrechten Körperhaltung, erlebt das Kind von Anfang an verschiedene schräge Positionen.

In welchem Alter Kinder bis zum 7. Lebensjahr unterschiedliche Erfahrungen mit der Schräge machen und wie sie diese bei groß-, fein- und grafomotorischen Tätigkeiten und beim Malen umsetzen, wird im Folgenden erläutert.

Im ersten Lebensjahr nimmt das Baby bei den passiven Lagewechseln in den ersten Monaten und bei seiner zunehmend aktiven Bewegung im Raum permanent die Schräge wahr.

1.–3. Monat

In den *ersten Monaten* liebt es das Baby, getragen und gewiegt zu werden. Beim Hochheben spürt es den unterschiedlichen Einfluss der Schwerkraft und verschieden schräge Körperhaltungen.
Ab dem *zweiten Monat* kann es in Bauchlage seinen Kopf kurz bis 45° anheben und in der Mitte halten. Dabei spürt es die Schräge durch die Schwerkrafteinwirkung. Es hört auf Geräusche, schaut in die Richtung, aus der diese kommen, und es folgt mit den Augen einer Rassel, die vor seinem Gesicht hin- und herbewegt wird. Dabei führt es gerade und schräge Augenbewegungen aus und macht somit erste Erfahrungen mit verschiedenen Blickrichtungen.
Ab dem *dritten Monat* kann das Baby sich aus der Bauchlage in den Ellbogen-Unterarmstütz hochdrücken, den Kopf in der Mitte halten und ihn frei nach beiden Seiten drehen. Auch in der Rückenlage ist die Kopfkontrolle so weit entwickelt, dass das Baby beginnt, den Kopf mitzunehmen, wenn es an den Händen hochgezogen wird. Diese Bewegungsübergänge ermöglichen permanente Schrägenerfahrungen.

4.–6. Monat

Das Baby beginnt mit *vier Monaten,* in der Bauchlage einseitig den Ellbogen-Unterarmstütz zu halten. Wenn es aus der Rückenlage an den Händen hochgenommen wird, kann es den Kopf sicher mitnehmen und ausdauernd halten. Hierbei nimmt es intensiv die Schräge wahr.
Mit *fünf Monaten* kann das Baby in Bauchlage sein Gewicht auf einen Arm verlagern und durch die zunehmende Rumpfstabilität mit der anderen Hand gezielt nach einem Spielzeug greifen. Somit wird durch die zunehmend aktive Auseinandersetzung mit dem Schwerkrafteinfluss die Schräge intensiver wahrgenommen.
Das Baby dreht sich mit *sechs Monaten* aktiv von der Bauch- in die Rückenlage und umgekehrt. Durch die Rotation im Rumpf und die zunehmend kräftigeren aktiven Lagewechsel spürt es verstärkt die Schräge.

7.–9. Monat

Das Baby versucht im *7. Monat* über das Rollen an begehrte Gegenstände heranzukommen. Darüber macht es zunehmend aktiv motorische und visuelle Raumerfahrungen in alle Richtungen.
Im *8. Monat* dreht es sich in Bauchlage um die eigene Achse und beginnt vorwärts zu robben. Durch die wechselseitige Bewegung des Robbens und die damit einhergehende Rotation des Rumpfes sowie die Gewichtsverlagerung nimmt es die Schräge über das Körpergefühl intensiv wahr.
Im *9. Monat* stemmt sich das Baby in den Vierfüßlerstand und lernt, sich aus dieser Position über den Seitsitz hinzusetzen. Zudem beginnt es zu krabbeln. Dieser Bewegungsübergang und das Krabbeln ermöglicht besonders intensiv die Schrägenerfahrung, die noch verstärkt wird, sobald das Kind beginnt, Treppen hinauf- und rückwärts hinunterzukrabbeln.

10.–12. Monat

Das Kind beginnt mit *10 Monaten*, sich aus dem Vierfüßlerstand über den Einbeinkniestand an Möbeln hochzuziehen. Über die rotierenden Bewegungsübergänge spürt es die Schräge.
Mit *11 Monaten* läuft es seitlich an Möbeln entlang. Da sein Gleichgewicht noch unsicher ist, fällt es häufig hin. Durch die Bewegungsübergänge während des Aufstehens nimmt es die Schräge wahr.
Mit *12 Monaten* schiebt das Kind gerne kleine Möbel oder einen „Bobbycar“ vor sich her. Dabei stabilisiert es sein Gleichgewicht, steigert die Kraft und macht intensive Raum- und Richtungserfahrungen.
Beim Spielen mit Gegenständen, die es auseinandernehmen und zusammenfügen kann, macht es Erfahrun-

gen mit den verschiedenen Richtungen und den räumlichen Beziehungen. Zudem bemerkt es, dass es die Richtungen „gerade“ und „schräg“ bewusst ändern kann, wenn es z. B. eckige Größenbecher ineinander steckt. Durch die Feinsteuerung der Bewegungen und die visuelle Kontrolle lernt es, die Raumlage von Gegenständen visuell zu erfassen.
Es isst mit den Händen, trinkt aus einem Becher und spürt bei den kleinräumigeren Bewegungen verschieden schräge Richtungen.

13.–18. Monat

Das Kind kann nun frei stehen; zum Spielen kniet es sich oft hin. Es beginnt zu gehen, trägt gerne Gegenstände umher und wirft mit allem Möglichen um sich. Über die häufigen Positions- und Richtungswechsel macht es intensive Erfahrungen im Raum und zur Schräge.
Beim zunehmend sicheren Gehen, auch auf schrägem Untergrund, z. B. auf einer Garageneinfahrt, oder beim Treppensteigen im „Nachstellschritt“ (beide Füße werden auf dieselbe Stufe gestellt) erlebt das Kind immer mehr den Unterschied zwischen den Raumrichtungen „gerade“ und „schräg“.
Es will bei Alltagshandlungen helfen, sich ausziehen und kann mit dem Löffel essen.
Auch bei ersten feinmotorischen Verrichtungen, wie z. B. dem Bauen eines Turms aus Klötzen, beginnt das Kind, den Einfluss der Schwerkraft und die Dynamik der Schräge zu erleben, die den geraden Turm durch Kippen zu Fall bringen kann.

Bis zu diesem Alter ist durch die Körper- und Raumerfahrung während der Bewegungsentwicklung die wichtigste Grundlage gelegt, damit das Kind in der nun zunehmenden feinmotorischen Betätigung und beim Malen die Erfahrung der Schräge umsetzen kann.

1½–2 Jahre

Das Kind rennt, klettert, balanciert und versucht, auf einem Bein zu stehen. So spürt es intensiv den Einfluss der Schwerkraft und erlebt immer bewusster den „Kippmoment“ beim Verlust des Gleichgewichts.
Beim Spielen experimentiert es mit verschiedenen Formen und Größen und kann seine Erfahrungen zur Schräge kleinräumig umsetzen, z. B. beim Spiel mit einer Formenbox, indem es die Formen visuell unterscheidet und durch seine Bewegungsanpassung in das entsprechende Loch steckt.

Um das zweite Lebensjahr herum beginnt das Kind zu malen. Über kreisende und pendelnde Bewegungen in alle Richtungen entsteht eine sichtbare Bewegungsspur. Durch diese Kritzelerfahrung lernt das Kind, seine Bewegungsdynamik zunehmend besser zu steuern und nimmt nun auch visuell die verschiedenen selbst ausgeführten Richtungen wahr.

2–3 Jahre

Das Kind rennt sicher selbst auf unebenem Untergrund, steigt im Wechselschritt Treppen und automatisiert seine Reaktionen auf den Einfluss der Schwerkraft in seiner gesamtmotorischen Gewandtheit.
Es spielt mit Puzzles, beginnt mit Bauklötzen zu bauen und erfasst dabei kinästhetisch und visuell in vielfältiger Weise die Schräge.

Das Kind malt nun kleinere Flächen und oftmals seitenweise Spiralformen. Aus der Spiralform entwickelt das Kind Kreise, die es zunehmend genauer schließen kann.

3–4 Jahre

Beim freien Hinaufsteigen auf Treppen zeigt sich das gute Gleichgewicht des Kindes; ebenso bei ersten Versuchen, 1–2 Sprünge auf einem Bein durchzuführen. Es kann nun zunehmend über diffuse und unebene Untergründe wie hohes Gras, Waldboden oder Sand gehen und rennen.
Es beginnt, Laufrad und Roller zu fahren und beim Schaukeln selbst Schwung zu holen. Darin zeigt sich, dass es die Schräge weitgehend verinnerlicht hat und flexibel auf den Schwerkrafteinfluss reagieren kann.
Beim Umgang mit der Schere entwickelt das Kind seine Fähigkeiten, kleinräumig gerade und schräge Richtungen zu erkennen und zielgerichteter die Schneidebewegung auszuführen.

Durch seine Vorerfahrungen kann es nun zielgerichtet senkrechte und waagerechte Striche malen und diese zu Kreuzen zusammenfügen. Durch das Malen isolierter Striche in verschiedene Richtungen malt es jetzt auch viereckige Formen, z. B. Häuser, Fenster und Türen. Dreieckige Formen können Kinder in diesem Alter noch nicht malen.

4–5 Jahre

Das Kind kann auf sehr unebenem Untergrund gehen, ohne zu stolpern, wie z. B. in steilem Gelände, auf Ufersteinen oder durch niedriges Unterholz im Wald. Hierbei erlangt es zunehmend Sicherheit in der Bewältigung von schrägem Gelände.
Mit *5 Jahren* lernt es Inlinerfahren, Stelzenlaufen, Radfahren und erlebt dabei intensiv den Einfluss der Schwerkraft. Es übt beim Ballspielen, den Ball in verschiedene Richtungen zu werfen und ihn aus verschiedenen Richtungen zu fangen.

Seine Handgeschicklichkeit nimmt zu, und es kann z. B. Perlen auffädeln, Papierschnipsel reißen, Wäscheklammern anklammern, mit der Schere an einer Linie entlang schneiden. Das Kind führt zudem einfache Werkarbeiten wie Flechten mit Papierstreifen, Nähen und Sticken auf Pappkarten oder Hämmern und Sägen aus. Es lernt den Knoten und beginnt, mit Messer und Gabel zu essen. Bei all diesen Tätigkeiten zeigt sich, ob das Kind auf Erfahrungen mit der Schräge zurückgreifen kann oder unsicher damit ist.

Das Kind malt jetzt mit der Stifthaltung in einem Feingriff, z. B. dem Dreipunktgriff, und zunehmend mit Fingerbewegungen.
Es benutzt beim Malen seiner Bilder die Grundformen der Schrift, malt bekannte Dinge aus seiner Umgebung, z. B. ein Haus mit ersten Schrägen im Hausdach. Um ein Dreieck malen zu können, muss es die einfachere Form, das Viereck, sicher zeichnen können (Abb. 6).

Beim Malen der schwierigen Form des Dreiecks sind verschiedene Lösungsversuche zu beobachten (Abb. 7a–d, S. 18):
Anfänglich malt das Kind meist die Grundlinie. An die Grundlinie malt es eine senkrechte Linie, die es vom Viereck her kennt. Um das Dreieck zu schließen, verbindet es die Endpunkte beider Striche. Dieser Strich ist noch keine bewusst gemalte schräge Linie sondern die Schräge entsteht eher „zufällig“ durch das Verbinden der senkrechten und der waagerechten Linie.

Grundformen der Schrift

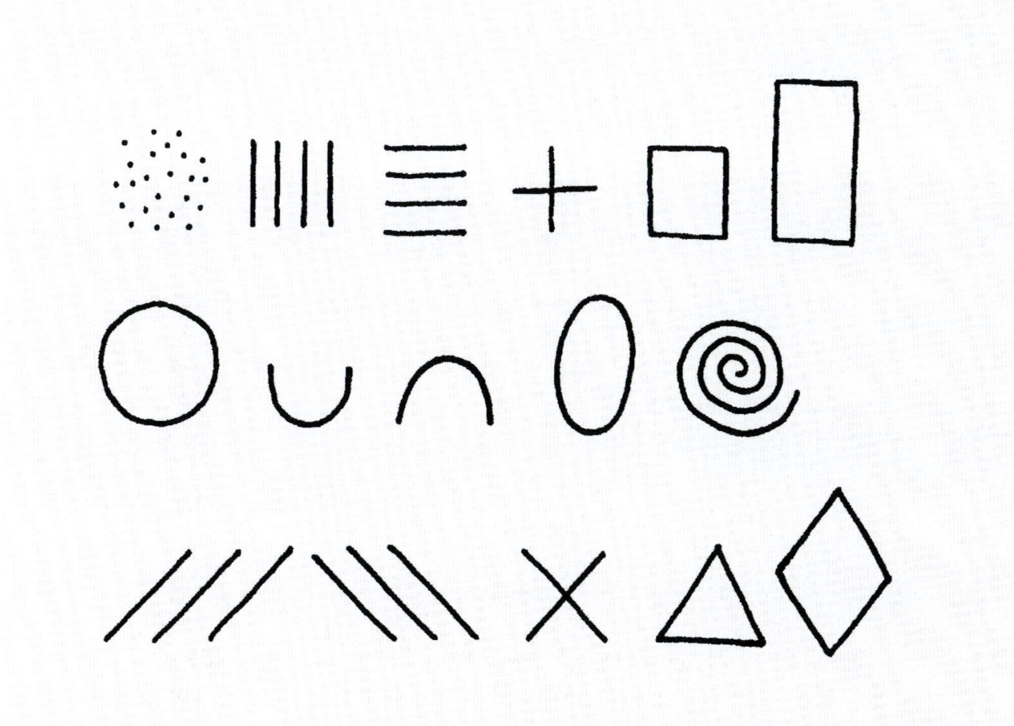

Abb. 6

Häufig ist dabei zu beobachten, dass die obere Ecke abgerundet ist, da der Zielpunkt beim Malen anvisiert wurde und dadurch die visuelle Kontrolle und Bewegungsanpassung beim Ziehen des Strichs unterbrochen ist (Abb. 7a).

Kinder, die die Schräge malen können, malen eine Grundlinie und daran eine Schräge. Diese hat häufig die gleiche Länge wie die Grundlinie. Zum Schließen des Dreiecks entsteht dann eine senkrechte Linie. Da bereits der Zielpunkt anvisiert wird, ist häufig die obere Ecke abgerundet (Abb. 7b).

Erst über viele Lösungsversuche entdeckt das Kind, dass die erste schräge Linie (Aufstrich) etwa über der Hälfte der Grundlinie enden muss, damit der Abstrich ebenfalls schräg gemalt werden kann und ein gleichschenkeliges Dreieck entsteht. (Abb. 7c)
Kinder, die zum Malen des Dreiecks zunächst einen waagerechten Strich malen, anschließend in der Mitte darüber einen Punkt setzen, um somit einen Zielpunkt für die Spitze zu bekommen, sind mit Schrägen und der Dreiecksform unsicher. (Abb. 7d)
Manche Kinder, deren Name mit einem A beginnt, und die dies bereits öfter geübt haben, geraten teilweise „eher zufällig“ in diese Form, wenn sie eigentlich Dreiecke zeichnen wollen.

Bei der wiederholten Wiedergabe des Dreiecks im Ballon 1 aus dem RAVEK kann beobachtet werden, ob das Kind die Form immer in der gleichen Weise und Richtung zeichnet oder diese wechselt. Das Wechseln weist darauf hin, dass das Kind noch kein automatisiertes Bewegungsmuster abgespeichert hat (Abb. 8, S. 19).
Parallel oder zeitversetzt zum Dreieck beginnen die Kinder, aus 2 schrägen Linien schräge Kreuze zu malen.

Mit unserem Befundinstrument **RAVEK** (**Ra**vensburger **E**rhebungsbogen fein- und grafomotorischer **K**ompetenzen) kann u. a. die Entwicklung der Grafomotorik erfasst werden (siehe Kap. 6.2).

Dazu wurden 4 Heißluftballone mit zunehmendem Schwierigkeitsgrad entwickelt, die die grafomotorischen Fähigkeiten des Kindes erfassen (S. 19, 21, 23, 24).
Die Formen und Muster im Ballon sollten Kinder im angegebenen Alterszeitraum ausführen können.

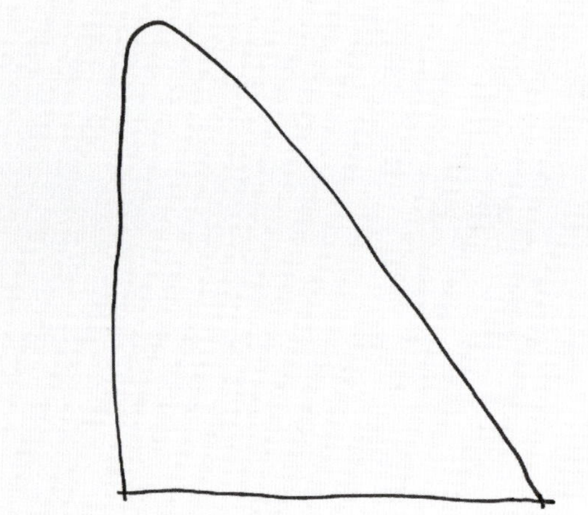

Abb. 7a

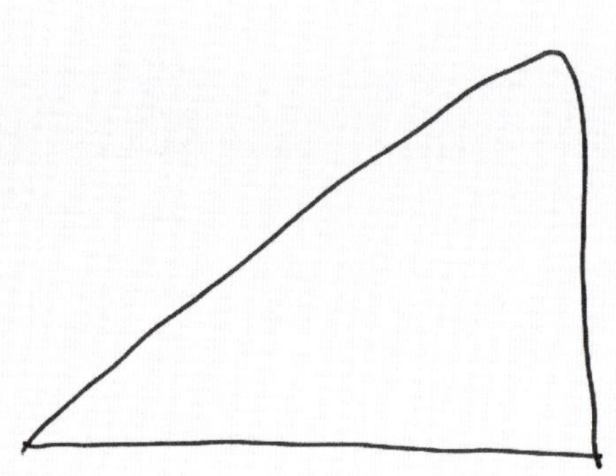

Abb. 7b

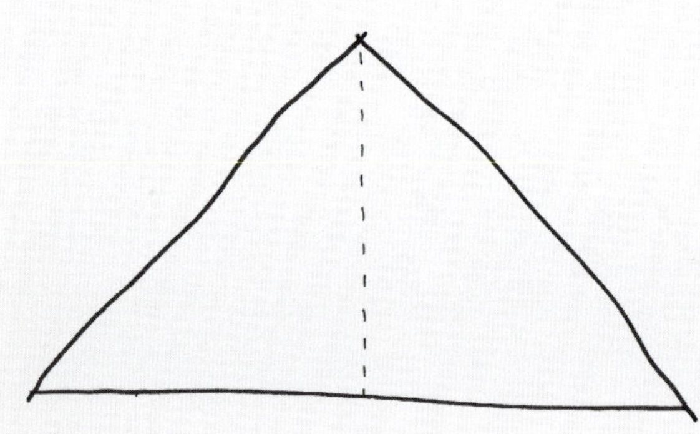

Abb. 7c

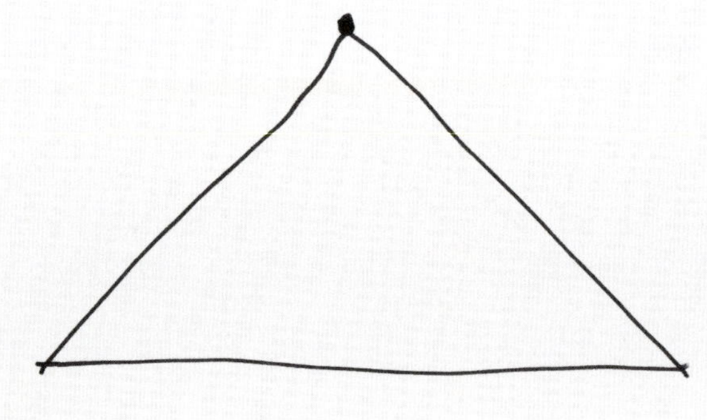

Abb. 7d

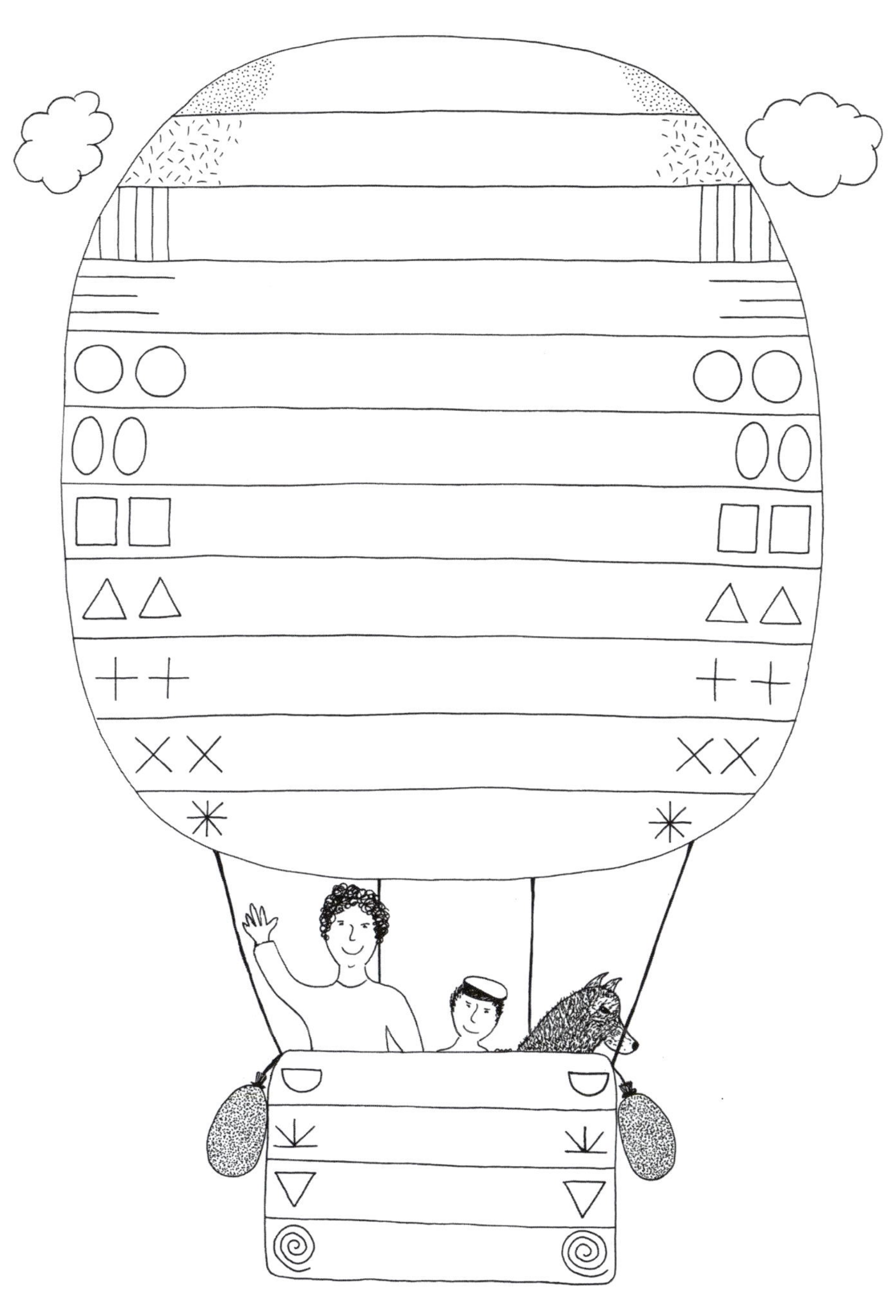

Abb. 8

***Ballon 1* mit Grundformen sollten 5-jährige Kinder ausfüllen können.**

So haben sie die Möglichkeit, verschiedene Gegenstände auf ihren Bildern darzustellen und erlangen darüber die Basiskompetenzen zum Schreibenlernen.
Beim Dreieck und dem schrägen Kreuz kommt die Umsetzung der im Raum erfahrenen Schrägen zur Anwendung.

5–6 Jahre

Das Kind kann koordiniert rennen und dabei die Richtung wechseln. Dies ist durch seine vielfältige Raumerfahrung möglich. Es kann seine Bewegungen zielsicher und exakt planen, z. B. durch aufgemalte „Hüpfkästchen" gerade und auch schräg springen.
Das Kind schneidet nun einfache Formen exakt aus und kann einfache Faltarbeiten wie „Himmel und Hölle" durchführen (Abb. 20a/b, S. 38). Hierbei wird sichtbar, ob es die Schrägen erfasst hat und beim Falten umsetzen kann.
Es lernt, eine Schleife zu binden. Dies gelingt, wenn sämtliche Richtungen zunächst großräumig und zunehmend kleinräumig erfasst wurden und diese zu einer Handlungsfolge kombiniert werden können.

In der Regel malt das Kind ein Haus mit einem Schrägdach. Wenn es kein schräges Dach malt, ist davon auszugehen, dass es keine eindeutige Vorstellung von der Schräge hat. So entstehen Hochhäuser mit Flachdach, weil das Kind mit jedem Stockwerk erneut versucht, ein Schrägdach zu malen, oder Iglu-förmige Häuser mit gerundeten Dächern.
Beim Zeichnen ist das mit der Spitze nach oben zeigende Dreieck mit zwei schrägen Linien die einfachste Form (Abb. 9a).
Als nächste, schwierigere Form wird das nach unten gekippte Dreieck sowie der Wechsel zwischen einer größeren und kleineren Form erarbeitet.
Formsicherheit beim Dreieck ist erst dann gegeben, wenn die Schräge in beiden Richtungen sicher und das Dreieck in einem Zug aus einer durchgehenden Linie mit rechtzeitigem Abbremsen und bewusstem Richtungswechsel gemalt werden kann.
Wenn das Kind Dreiecke in beide Richtungen sicher ausführen kann, ist es in der Lage, die Raute zu zeichnen (Abb. 11, S. 21).
Ebenfalls sollte es sicher schräge Linien in alle Richtungen wiedergeben können, z. B. beim Zeichnen eines Segelbootes mit Segel und Fahne (Abb. 9b). Erst dann hat es die Voraussetzung, um Buchstaben mit Schrägen wie A oder K schreiben zu lernen.

Das Kind kann seinen Namen in Druckbuchstaben schreiben und auch Buchstaben, die Schrägen beinhalten, ausführen.
Beim Ausschmücken seiner Bilder benutzt das Kind jetzt kleine Muster wie Zickzack, Wellen, Girlanden oder Arkaden. Diese Grundmuster der Schrift sind eine Voraussetzung, um Buchstabenverbindungen schreiben zu können (Abb. 10).

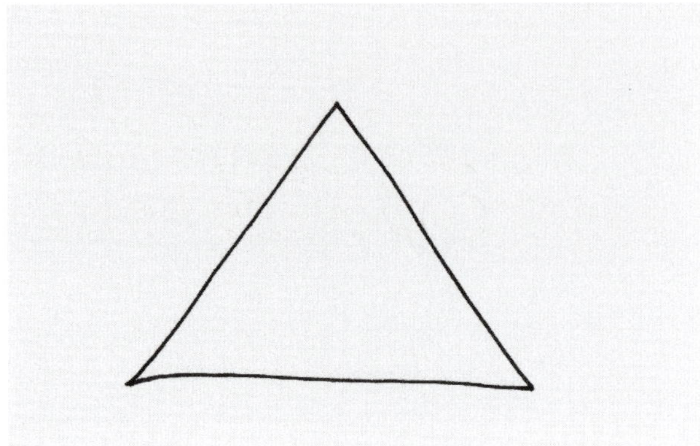

Abb. 9a

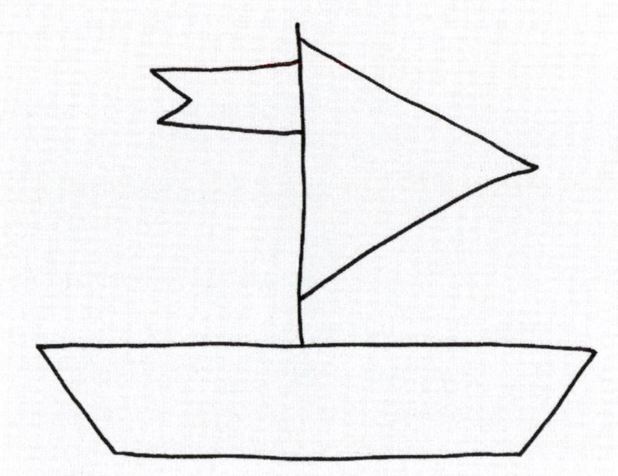

Abb. 9b

Grundmuster der Schrift

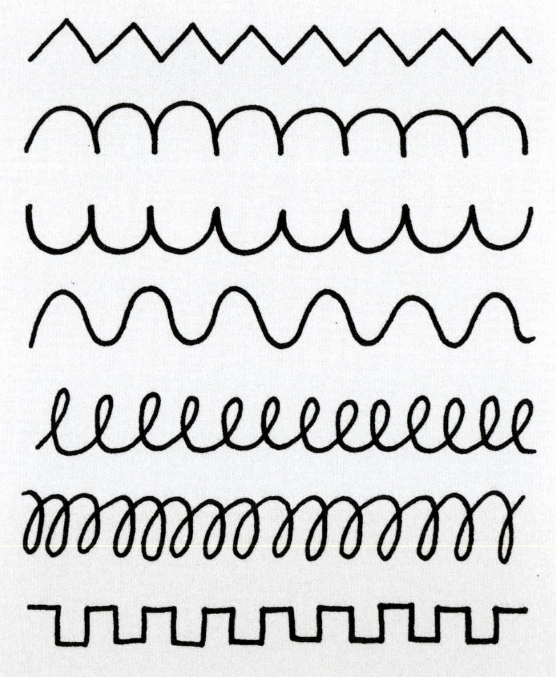

Abb. 10

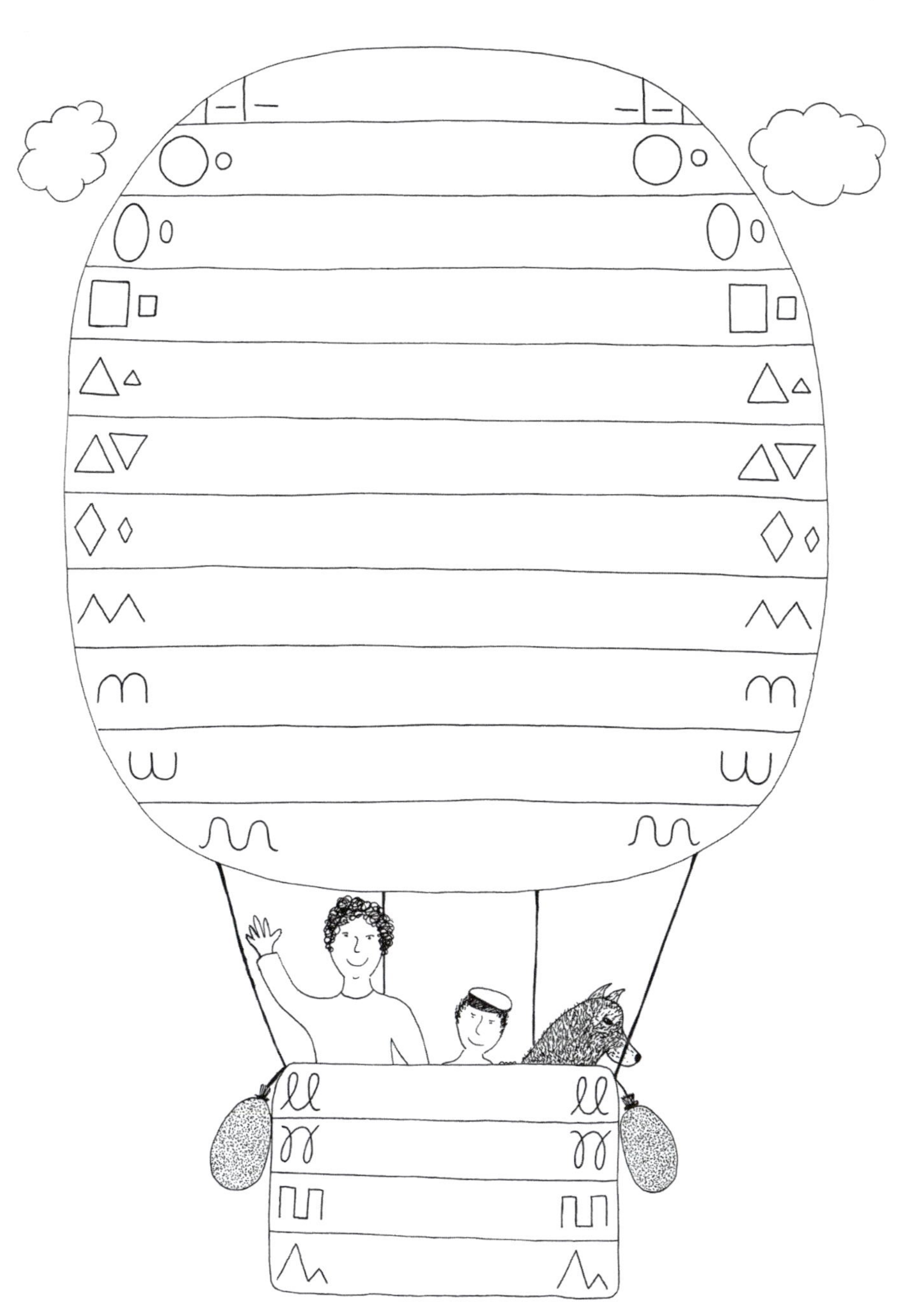

Abb. 11

***Ballon 2* mit Formen groß/klein und unterbrochenen Grundmustern sollten Kinder bis zum Schuleintritt ergänzen können.**

Damit haben sie die Grundlage, groß- und kleingeschriebene Druckbuchstaben zu erlernen.
Sie können jetzt Dreiecke im Wechsel größer oder kleiner sowie mit der Spitze nach oben und unten zeichnen.
Auch Muster mit Unterbrechung nach 2 Formen sind nun möglich.

6–7 Jahre

Das Kind kann einen Ball aus verschiedenen Richtungen mit den Händen auffangen und zunehmend gezielt zuwerfen. Durch eine hohe Automatisierung der Bewegung und die sichere Körper- und Raumorientierung hat das Kind vielfältige Bewegungsfertigkeiten erlangt, die es im Alltag und Sport anwenden kann. Durch seine Erfahrungen in sämtlichen Richtungen kann es gerade und schräge Bewegungen planen und ausführen.
Es kann sicher mit Messer und Gabel essen und sich selbst ein Brot streichen. Das Kind kann radieren, seine Stifte spitzen und auch kleine, komplizierte Formen, z. B. aus einer Zeitschrift, ausschneiden.
Es benützt Werkzeuge wie Säge, Hammer und Schraubenzieher, führt Werkarbeiten aus und gestaltet Bastelarbeiten mit vielfältigen Materialien.

Beim Schreibenlernen in der Schule bekommt das Kind Sicherheit in der exakten Formwiedergabe und der räumlichen Lage von Buchstaben, Zahlen und anderen Formen. Schrägen gelingen sicher in alle Richtungen.
Die fein dosierte Bewegungssteuerung nimmt zu und sowohl unterbrochene, als auch fortlaufende Muster können ausgeführt werden (Abb. 11, S. 21; Abb. 12, S. 23; Abb. 13, S. 24).

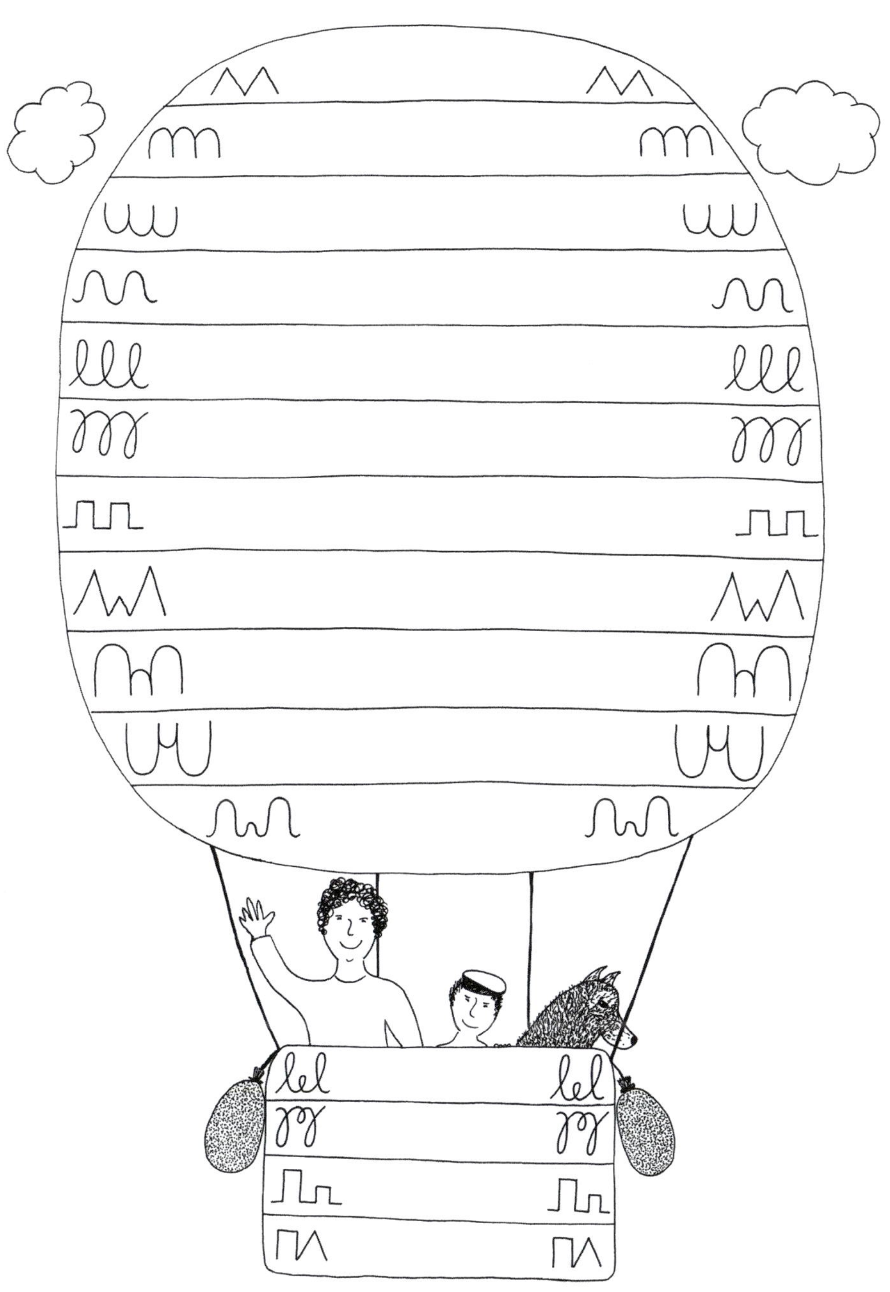

Abb. 12

***Ballon 3* mit fortlaufenden Mustern sollten Kinder bis zum Ende der ersten Klasse ausführen können.**

Damit haben sie die Grundlage, um dynamische Buchstabenverbindungen zu lernen. Sie können nun Muster fortlaufend und im Wechsel groß / klein ausführen.

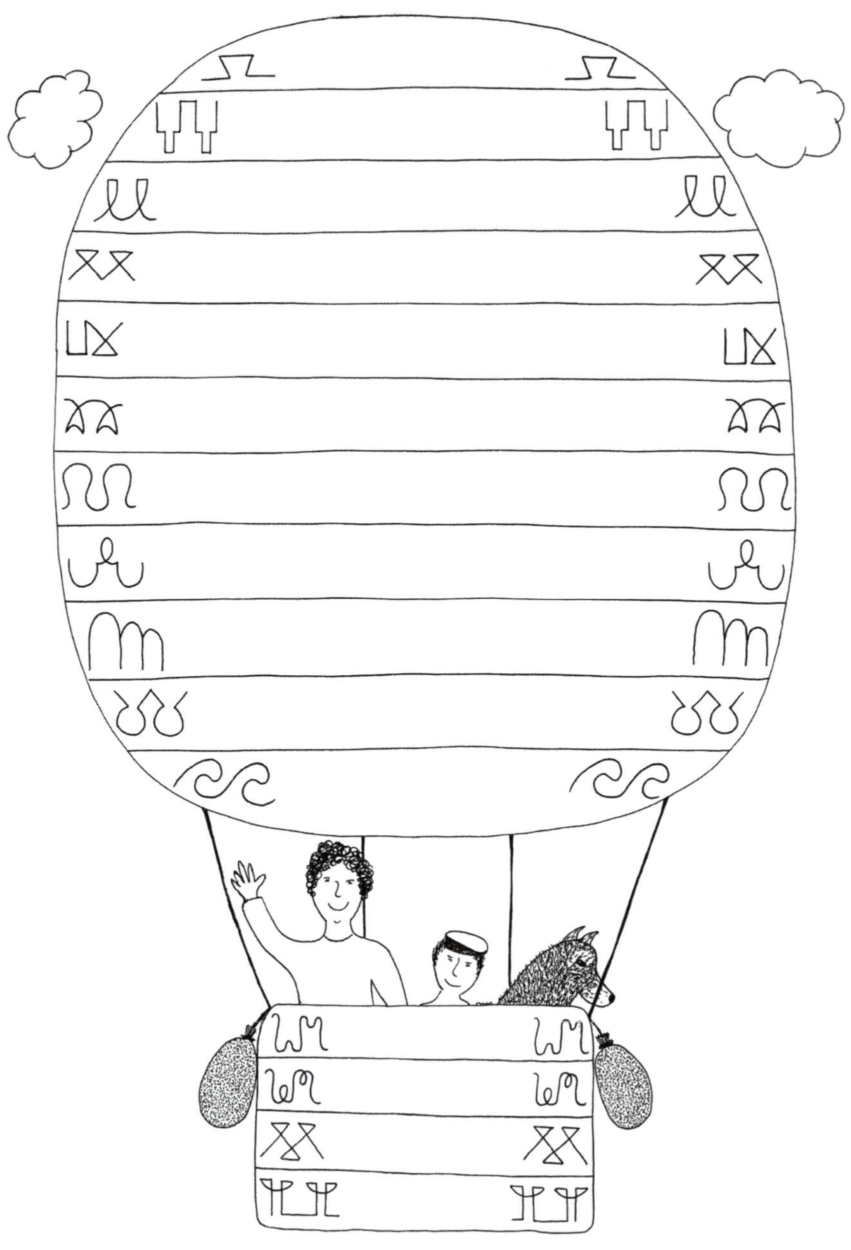

Abb. 13

***Ballon 4* mit fortlaufenden komplexen Mustern sollten Kinder am Ende des zweiten Schuljahres ausführen können.**

Damit haben sie die grafomotorische Grundlage, eine lesbare Schrift, die von der Bewegung und der Formvorstellung her automatisiert ist, auch in höherem Tempo zu schreiben.

6. Die systematische Erarbeitung der Schräge

Mit Kindern, die Schwierigkeiten mit der Erfassung und Wiedergabe der Schräge haben, muss diese Richtung vielfältig über das gleichzeitige und systematische Erarbeiten im Bereich der Großmotorik mit dem Körper im Raum, feinmotorisch über Betätigungen wie Schieben oder Ziehen von Gegenständen eine schräge Ebene hinauf, bis hin zur Übertragung auf das Papier in unterschiedlichen Schwierigkeitsgraden und mit häufigen Wiederholungen, erarbeitet werden.

Dazu eignet sich unser „Ravensburger Therapiekonzept“, das im Folgenden beschrieben wird.

6.1 Das Ravensburger Therapiekonzept

Das Arbeiten nach dem Ravensburger Therapiekonzept bedeutet, individuelle Therapie- / Fördereinheiten durchzuführen, die sich an den Fähigkeiten, Defiziten und Zielen des einzelnen Kindes orientieren und in jeder Stunde eine Kombination aus groß-, fein- und grafomotorischen sowie gezielten Wahrnehmungsübungen enthalten (siehe Kap. 14).
Zur Vertiefung werden den Eltern häusliche Übungen mitgegeben, die sich direkt aus dem Inhalt der einzelnen Therapie- / Fördereinheit ergeben (siehe Kap. 12).

Für wen ist das Ravensburger Therapiekonzept geeignet?

Das von uns entwickelte „Ravensburger Therapiekonzept“ kann sowohl im therapeutischen, als auch im pädagogischen Bereich angewandt werden und ist vor allem für Kinder mit Problemen der Handgeschicklichkeit, der Grafo- und Schreibmotorik geeignet, die in der ICD-10 als umschriebene Entwicklungsstörung der motorischen Funktion klassifiziert wurden (UEMF).
Es ermöglicht eine gründliche und umfassende Befunderhebung von fein- und grafomotorischen Störungen über unser Befundinstrument **RAVEK** (**Rav**ensburger **E**rhebungsbogen fein- und grafomotorischer **K**ompetenzen) (siehe Kap. 6.2).
Mit den von uns entwickelten Therapiematerialien ist eine systematische, zielgerichtete und betätigungsorientierte Behandlung und Förderung möglich.

Leitgedanken

Die Behandlung / Förderung ist immer individuell auf das Kind ausgerichtet und orientiert sich inhaltlich an seinen Interessen und Fähigkeiten.

Die Therapieziele werden in Absprache mit Eltern und Kind festgelegt, im Verlauf der Förderung an das Leistungsniveau des Kindes angepasst und inhaltlich erläutert.
Es wird systematisch gearbeitet, d. h., die angestrebten Fernziele werden durch realisierbare Nahziele strukturiert, definiert und erarbeitet. Die Arbeit findet innerhalb von alltagsrelevanten Aktivitäten statt, die für das Kind bedeutsam sind.

Therapieprinzipien (bezogen auf die Schräge)

Auf der Grundlage der Befunderhebung werden groß-, fein- und grafomotorische Übungen zur Schräge parallel in jeder Stunde kombiniert.
Bei jüngeren Kindern wird die Behandlung / Förderung kindgerecht, spielerisch und motivierend durchgeführt.
Bei älteren Kindern wird sie je nach Entwicklungsstand an das Alter angepasst.
Die erforderliche Häufigkeit der Wiederholungen zur Automatisierung der Schräge wird berücksichtigt.
Es wird die Übungsform Parcours angewendet (siehe Kap. 7). Zusätzlich zu unseren langjährigen, praktischen Erfahrungen belegt die Studie G-FiPPs, dass die Kombination von groß-, fein- und grafomotorischer Förderung die besten Therapieerfolge erzielt. (Quelle: G-FIPPS: Grafomotorische Förderung, M. Vetter / S. Amft / K. Sammann / I. Kranz, BORGMANN MEDIA 2016, 2. Auflage)

6.2 Kurzinformation zum Befundinstrument RAVEK

Der **RAVEK** (**Rav**ensburger **E**rhebungsbogen fein- und grafomotorischer **K**ompetenzen) ist das erste deutsche Befundinstrument zur Erfassung fein- und grafomotorischer Fähigkeiten sowie der Malentwicklung von Kindern.

Er wurde aus den Erfahrungen der jahrzehntelangen ergotherapeutischen Arbeit „aus der Praxis für die Praxis“ von uns entwickelt, an vielen Kindern erprobt, erstmals 2008 im Buch „Handgeschicklichkeit bei Kindern“ im verlag modernes lernen Dortmund veröffentlicht und 2016 vollständig überarbeitet.

Er ermöglicht eine gründliche und übersichtliche Befunderhebung von Kindern, um gezielte Therapie- und Fördermaßnahmen planen und durchführen zu können.
Die einzelnen Teile des **RAVEK** werden ohne Zeitvorgabe durchgeführt.

Der **RAVEK** eignet sich zur Evaluation der Therapie / Fördermaßnahme und sollte dazu wiederholt durchgeführt werden.

Der **RAVEK** gliedert sich in drei Teile:
- Feinmotorik
- Malentwicklung
- Grafomotorik

Er bietet anhand von konkreten Aufgabenstellungen und Beobachtungsmöglichkeiten eine Einschätzung der Fähigkeiten. Durch einfaches Ankreuzen auf klar gegliederten und übersichtlichen Erhebungs- und Beobachtungsbögen können die Fähigkeiten von Kindern erfasst werden.

Zur **Einschätzung der feinmotorischen Kompetenzen** wird zunächst die Gelenkbeweglichkeit der oberen Extremitäten und durch 10 feinmotorische Aufgaben die feinmotorischen Kompetenzen beobachtet.

Zur **Einschätzung der Malentwicklung** bekommt das Kind ein DIN-A3-großes Papier und dicke, gespitzte Holzstifte. Es wird aufgefordert, sich, sein Wohnhaus und einen Baum zu malen, sowie weitere Personen oder Dinge, die ihm wichtig sind. Durch genaue Angaben, in welchem Alter ein Kind wie malen können sollte und Interpretationshilfen wird eine Einschätzung der Malentwicklung möglich.

Zur **Abfrage der Grafomotorik** wurden vier Heißluftballone in zunehmendem Schwierigkeitsgrad entwickelt, die individuell auf das Alter und die grafomotorischen Fähigkeiten des Kindes abgestimmt, ausgewählt werden (siehe Seite 19, 21, 23, 24).
Die Formen und Muster in den Ballonen sind jeweils auf der linken und rechten Seite vorgegeben, damit linkshändige Kinder nicht mit ihrer Hand die Vorgabe verdecken.
Formen und Muster werden vom Kind im DIN-A4-Format waagerecht von links nach rechts bearbeitet (Ballon 1 kann bei Bedarf auf DIN A3 vergrößert werden). Das waagerechte Arbeiten wurde gewählt, da diese Richtung der Schreibrichtung entspricht.

Im **Handbuch RAVEK** befinden sich Erläuterungen und Interpretationen der Beobachtungen. Darüber hinaus wird beschrieben, welche Voraussetzungen ein Kind haben muss, um eine Funktion oder Tätigkeit ausführen zu können, in welchem Alter die Funktion vollständig vorhanden sein sollte und wie sich Auffälligkeiten auf die feinmotorische Betätigung, das Malen und Schreiben auswirken.

7. Übungsform Parcours

Das Arbeiten im Parcours ermöglicht ein paralleles Arbeiten mit verschiedenen Stationen, ausgerichtet an den individuellen Schwierigkeiten des Kindes.
An vorbereiteten Stationen, die das Kind mehrfach „durchläuft“, werden Übungen durchgeführt, die mit Schrägen, Dreiecken und Zickzackmustern im Zusammenhang stehen.
Häusliche Übungen, die sich aus diesem Stundeninhalt ergeben, vertiefen die Übungsinhalte und sollten unbedingt den Eltern mitgegeben werden.

Ein Beispiel:

Ein Kind mit großmotorischen Koordinationsstörungen und Schwierigkeiten, Stifte im Dreipunktgriff zu halten und zu führen, kann ein Dreieck zwar benennen, ist aber insgesamt unsicher in der Erfassung und Wiedergabe von Schrägen, z. B. beim Legen von Stäben, und kann die Schräge und ein Dreieck noch nicht zeichnen.

Ein Parcours zum Thema „Wintersport in den Bergen“ mit folgenden Stationen wird durchgeführt:

- „Rodelbahn“: Gymnastikbank an der Sprossenwand einhängen. Das Kind klettert die Sprossenwand hinauf, holt dort aus einem Säckchen ein dreieckiges Ticket (flache Dreieckform) und rutscht in der Wiederholung auf verschiedene Arten die Bank hinunter.
- „Ticketfabrik“: „Damit die Tickets für die vielen Feriengäste reichen“, umfährt das Kind an der nächsten Station am Tisch das Dreieck mit einem Stift, spurt diese Linie mit verschiedenen Farben mehrfach nach und schneidet die Form aus.
- „Ticketautomat“: Das Kind hüpft mit Kreuzsprüngen an einem liegenden Tau entlang zur nächsten Station. Dort legt es sein Papierdreieck in einen Karton.
- „Langlauf durch den Winterwald“: Das Kind stellt sich auf Teppichreste in Fußgröße und rutscht damit durch einen Zickzack-Slalom um aufgestellte Hindernisse (Bäume) herum zum Tisch.
- „Im Wald leben viele Tiere – Autofahrer, bitte aufpassen!“: Am Tisch sitzend spurt das Kind das Übungsblatt S. 75 nach. Damit es den Stift wiederholt aufnimmt und ihn im Dreipunktgriff hält, würfelt es mit einem Farbwürfel, welcher Farbstift als nächster drankommt. Mit jeder erwürfelten Farbe ummalt das Kind das Schild so oft, wie es alt ist.
- „Nach der anstrengenden Arbeit ist es Zeit, wieder Schlitten zu fahren“: Die Parcoursrunde beginnt von Neuem.
- Häusliche Übung: „Die Winterurlauber wohnen in Ferien-Reihenhäusern“. Das Kind zeichnet die Hausdächer von Übungsblatt S. 79 mehrfach nach und malt die Häuser aus.

Übungsform Parcours – warum?

- Die Übungsform Parcours hat einen hohen Aufforderungscharakter und fördert beim Kind die Motivation und Lust am eigenen Tun.
- Die Wirksamkeit ist hoch, weil sich das Kind als erfolgreich erlebt. Dadurch erwacht die natürliche Lust auf Weiterentwicklung und Steigerung der eigenen Fähigkeiten und Fertigkeiten.
- Ziel- und klientenzentriertes Arbeiten wird erleichtert, weil spielerische Geschichten angewendet werden können, die auf die Interessen des Kindes und dessen Schwierigkeiten modifiziert werden, wie z. B. eine Geschichte mit Bauernhof / Dinos / Märchen etc.
- Durch die klare Struktur und Abfolge wird die Handlungsplanung / Serialität gefördert und der Ablauf für das Kind überschaubar.
- Die für die Automatisierung erforderlichen Wiederholungen sind interessant, weil im Spiel z. B. 10 Spielfiguren Ski fahren dürfen und dreieckig ausgeschnittene Tickets brauchen.
- Durch die individuelle Vorgabe und Gewichtung der Teilziele wird auf die Betätigungsprobleme des Kindes eingegangen, z. B. viel oder wenig Feinmotorik / Grafomotorik / Tonusregulierung etc.
- Die Erhöhung der Aufmerksamkeit und das Halten der Konzentration über die gesamte Therapieeinheit hinweg sind durch Methoden- und Tätigkeitswechsel möglich.
- Die Kombination von Tätigkeiten, die für das Kind einfacher und schwerer sind, erhöht die Motivation, Schwierigkeiten zu überwinden, anstatt sie zu vermeiden.
- Häusliche Übungen mit Elternanleitung, die sich am Stundeninhalt orientieren, steigern die Motivation und vertiefen die Übungsinhalte.

8. Sitzen/Augen

Es ist wichtig, dass das Kind beim Bearbeiten von Übungsblättern an einem Tisch sitzt. Dazu sollte es eine aufrechte Sitzhaltung einnehmen und seiner Körpergröße entsprechend angepasste ergonomische Möbel zur Verfügung haben. Die Füße sollten fest auf dem Boden oder einer Unterlage stehen. Das Gewicht des Oberkörpers darf nicht auf den Arbeitsarm verlagert sein, damit dieser frei über das Blatt geführt werden kann. Der Kopf soll nicht mit der Hand abgestützt werden.

Augen

Die Kinder sollten mit beiden Augen die Stiftbewegung verfolgen und dabei die gezeichnete Form / das Muster ohne Anstrengung scharf sehen können. Anstrengungsfreies Sehen sollte an einem Tisch mit aufgerichtetem Oberkörper und leicht nach vorn geneigtem Kopf möglich sein. Das Kind kann seinen günstigen Augenabstand zum Blatt selber überprüfen, indem es beide Hände mit leicht gespreitzten Fingern übereinanderstellt (Abb. 14).

Manche Kinder drehen beim Malen und Zeichnen ihren Kopf so stark aus der Mitte heraus, dass sie nur mit einem Auge auf das Blatt sehen können.
Andere Kinder sitzen nicht aufrecht, ihr Oberkörper ist nach vorne geneigt und das Gesicht sehr nah am Papier. Grund dafür können ein zu niedriger Tonus, taktil-kinästhetische Schwierigkeiten oder Müdigkeit sein.
Möglicherweise liegt aber auch eine nicht korrigierte visuelle Schwierigkeit, z. B. eine Kurzsichtigkeit vor.
Seltener sind Kinder zu beobachten, die sehr weit mit den Augen von ihrem Blatt entfernt sind. Dies kann auf eine Weitsichtigkeit hindeuten.
Kinder mit den beschriebenen Auffälligkeiten sollten unbedingt einem Augenarzt und einer Orthoptistin zur Überprüfung ihrer Sehfähigkeit vorgestellt werden.
Generell ist eine eher helle Ausleuchtung für fein- und grofomotorisches Arbeiten notwendig.
Die Lichtquelle kann dabei von oben oder von vorne kommen. Ist sie seitlich, muss darauf geachtet werden, dass sie sich bei Rechtshändern links und bei Linkshändern rechts befindet, um das Arbeitspapier nicht mit der Hand zu beschatten.

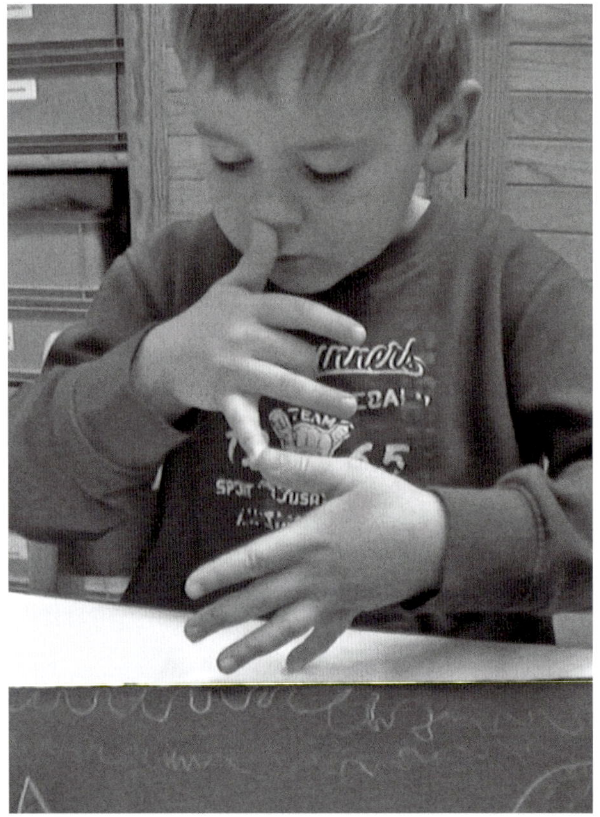

Abb. 14

9. Blattlage / Arbeitsrichtung

Grundsätzlich ist für Rechts- und Linkshänder eine leichte Schräglage des Blattes günstiger, als das Blatt gerade vor sich hinzulegen. Dadurch kann der Arm beim Zeichnen und Schreiben freier bewegt werden; bei gerader Blattlage wird er an den Körper geklemmt. Bei Rechtshändern sollte das Blatt ca. 30 Grad nach links geneigt und bei Linkshändern 30 Grad nach rechts geneigt liegen. Die Kinder sollten regelmäßig angeleitet werden, das Blatt selber günstig zu positionieren und es mit der freien Hand festzuhalten.
Es ist es wichtig, die Arbeitsrichtung von links nach rechts, die sogenannte Lese-Schreibrichtung, und von oben nach unten von Anfang an einzuführen und bei den Übungsblättern zu berücksichtigen. Dies gilt für Links- und Rechtshänder gleichermaßen.

Hinweise für linkshändige Kinder

Beim Zeichnen von waagerechten Strichen von links nach rechts ist es für Linkshänder relativ schwierig, gleichmäßig mit der Hand und dem Arm nachzurutschen, da sie den Stift schieben bzw. drücken müssen und nicht ziehen können. Somit müssen sie beim Nachrutschen innerhalb eines Strichs die Hand leicht anheben und diesen unterbrechen.
Bereits in der Kita sollte ihnen die Schräglage des Blattes am besten mit Hilfe einer Linkshänder-Schreibunterlage gezeigt, eingeübt und diese Unterstützung zuhause weitergeführt werden.
Ohne Korrektur gewöhnen sich linkshändige Kinder häufig eine ungünstige Körper- und Handhaltung an, um das Gemalte zu sehen. Beim späteren Schreiben kann diese Haltung allerdings dazu führen, dass ihre Hand über das Geschriebene hinwegwischt und sie es nicht sehen können. Dieses Problem versuchen sie häufig dadurch zu lösen, dass sie in einer Hakenstellung des Handgelenks von oben her schreiben oder das Blatt extrem verdrehen. Diese Fehlstellung führt bei steigender Schreibmenge und schnellem Schreiben häufig zu Verkrampfungen des gesamten Arm- und Schulterbereichs und bei manchen Kindern zu Kopfschmerzen.
Weitere Informationen zur Unterstützung linkshändiger Kinder in Kita, Schule und Alltag enthält unser Buch „Linkshänder – Na klar! Das Praxisbuch über linkshändige Kinder“.

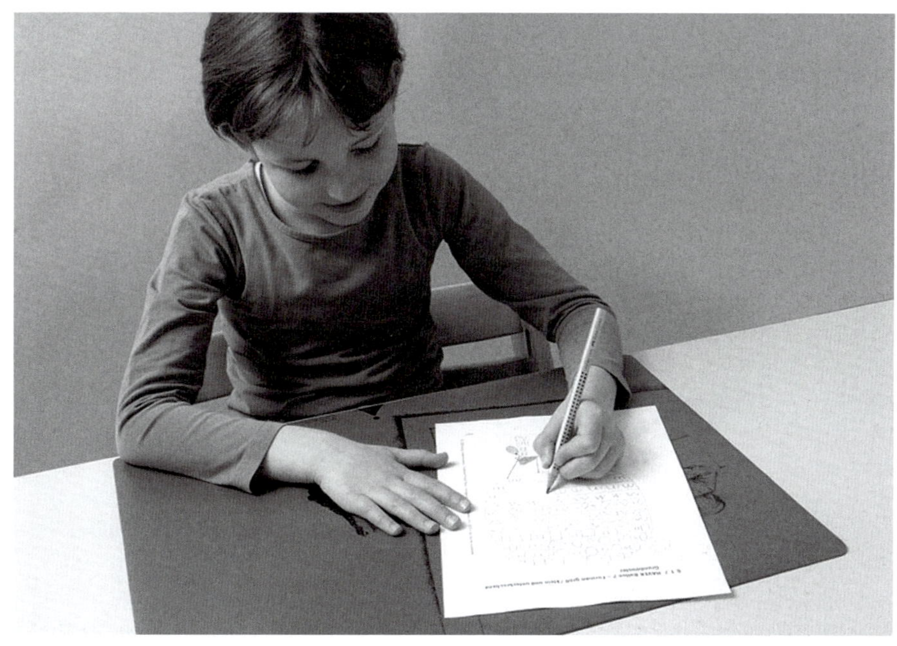

10. Stifte/Stifthaltung/„Pass-Kontrolle“

Zum Bearbeiten der Übungsblätter eignen sich am besten dicke Buntstifte. Generell ist es wichtig, dass die Stifte gut gespitzt sind und Kinder dies am besten selbständig durchführen können. Ein dicker Bleistift ist ebenso geeignet, und die Kinder können sich damit auf das Schreiben mit dem Bleistift beim Schuleintritt vorbereiten.

Auf keinen Fall soll mit dünnen, runden Stiften gearbeitet werden, weil sich beim Halten eines dünnen Stifts Finger und Hand verkrampfen. Diese Verkrampfung verhindert lockere, dynamische Bewegungen.

Die Stifte sollten möglichst im dynamischen Dreipunktgriff gehalten und geführt werden. Dieser ermöglicht die flexibelste Beweglichkeit der Finger.

Der dynamische Dreipunktgriff beinhaltet einen fließenden Übergang zwischen Pinzetten- und Zangengriff und schafft dadurch die Voraussetzung für kleinräumige Mal- und Schreibbewegungen.

Auf die Stifthaltung im Dreipunktgriff sollte möglichst schon in der Kita geachtet und die Kinder gegebenenfalls korrigiert werden. Grundsätzlich ist es mühsamer und langwieriger, bereits erlernte und bestehende automatisierte Bewegungsmuster zu „verlernen“, als ergonomische Bewegungen frühzeitig einzuüben.

Beim Schreibenlernen, und vor allem beim späteren schnellen und seitenlangen Schreiben, ermöglicht dieser Griff eine gute Fingerbeweglichkeit.

Manche Kinder brauchen Anleitung, um den Stift im Dreipunktgriff zu halten. Als Unterstützung eignen sich dreieckige Stifte oder verschiedene Stiftadaptionen.

Tipp: Kinder, die eine Stifthaltung im Dreipunktgriff erst noch erlernen, müssen erfahren, wie sich diese Stifthaltung „anfühlt“ und das neue Greif- und Bewegungsmuster über häufiges Ergreifen des Stifts mit kurzen Malsequenzen automatisieren.

Zum Verständnis der Stifthaltung im Dreipunktgriff ist folgende Geschichte hilfreich:

Das Kind soll sich vorstellen, dass der Stift ein Auto ist.

Im Auto sitzen immer nur zwei Erwachsene vorne (Daumen und Zeigefinger). Kinder dürfen nicht vorne sitzen und sind deshalb alle hinten (Mittel-, Ring- und kleiner Finger). Wenn der Mittelfinger seinen „Sitzplatz“ hinten verlässt (Vierpunktgriff) und nach vorne rutscht, weil er so „neugierig ist“ wird er mit folgender Erklärung wieder auf seinen Platz nach hinten verwiesen: „Es ist viel zu gefährlich, vorne zu sitzen und nicht angeschnallt zu sein“.

Mögliche Frage zur visuellen Kontrolle durch das Kind: „Sitzen auch wirklich nur die beiden Erwachsenen vorne im Auto und alle Kinder hinten?“

Die Position der Finger sollte etwa am Anfang der Farblackierung des Stifts sein. Rutschen sie nach unten, ist die Bewegungsmöglichkeit der Finger eingeschränkt. Hierbei hilft ein kleiner Gummiring an dieser Stelle am Stift, damit das Kind die günstige Fingerposition sehen und spüren kann.

Der Stift muss zur Stabilisierung im Bereich der Interdigitalspalte des Daumens und des Zeigefingermittelgelenks aufliegen. Ring- und Kleinfinger sind gebeugt und die Handkante liegt auf der Unterlage auf.

Wie steil der Stift gehalten wird, ist von den anatomischen Gegebenheiten der Hand abhängig: Das Verhältnis der Finger- zur Daumenlänge in Bezug zur gesamten Handgröße und ob die Finger beim Halten des Stifts mehr oder weniger gebeugt oder gestreckt gehalten werden.

Sind die Finger mehr gestreckt, liegt der Stift häufig weiter in Richtung der Interdigitalspalte und das Stiftende zeigt in Richtung Unterarm (Abb. 15, S. 31).

Diese Stiftposition ist ergonomisch.

Sind die Finger stärker gebeugt, wird der Stift meist steiler gehalten und liegt in der Nähe des Zeigefinger-Grundgelenks auf; das Stiftende zeigt dabei in Richtung der Zimmerdecke (Abb. 16 a/b, S. 31).

Diese Stiftposition ist ebenfalls ergonomisch.

Wird der Stift sehr steil gehalten (fast 90 Grad zum Papier und mehr), ist dies sehr ungünstig für die Stiftführung. Der Stift liegt nicht zur Stabilisierung auf, und das Kind muss einen hohen Druck auf den Stift ausüben, um ihn halten zu können. Diese sehr anstrengende, verkrampfte Stifthaltung verhindert dynamische Mal- und Schreibbewegungen mit den Fingern. Zudem kann das Kind dabei die Stiftspitze in der Regel nicht sehen und muss deshalb das Handgelenk abheben oder Rumpf und Kopf stark zur Seite neigen (Abb. 17, S. 31).

Manche Kinder benutzen den Dreipunktgriff, bleiben aber in dieser Stifthaltung sehr statisch und führen ihre Mal- und Schreibbewegungen überwiegend mit dem Handgelenk aus. Vor allem die kleinräumige Bewegungsführung beim Schreiben ist somit wesentlich schwieriger.

Um den Grund für eine statische Stifthaltung herauszufinden, müssen zunächst die Vorläuferfähigkeiten zum Halten und Führen eines Stifts im Dreipunktgriff überprüft und gefördert werden.

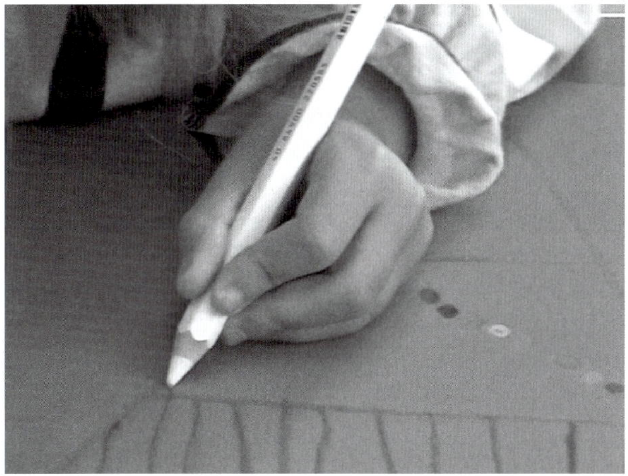
Abb. 15

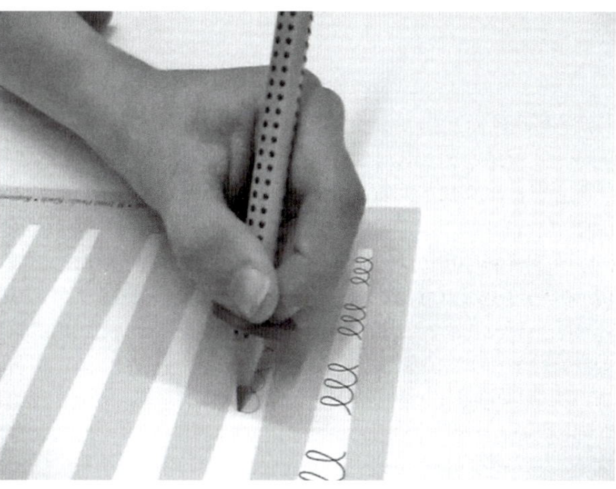
Abb. 16a

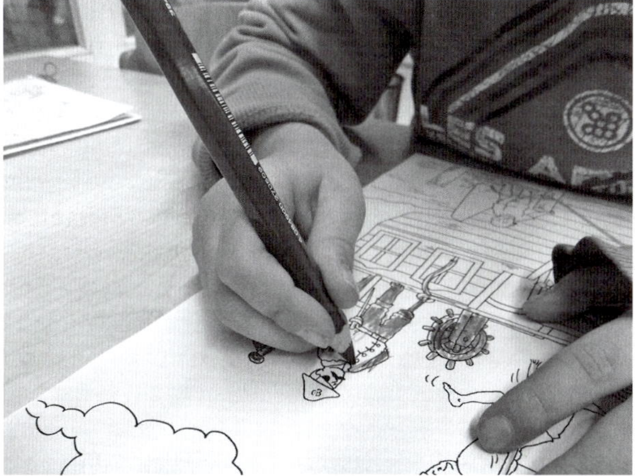
Abb. 16b

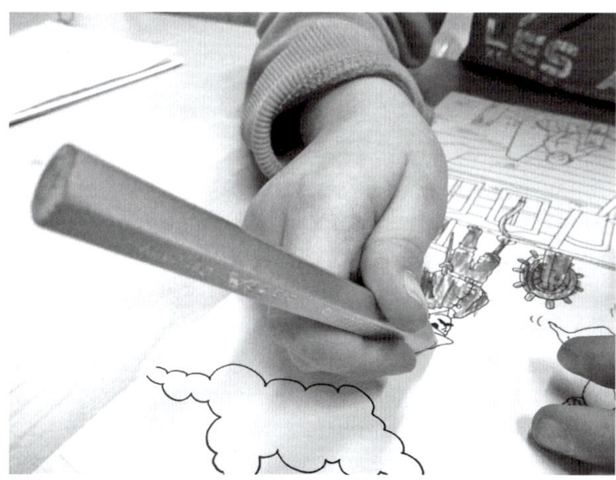
Abb. 17

Diese sind u. a.:

- Tonusregulation
- Handkraft / Kraftdosierung
- Hand- und Fingerkoordination
- Dissoziationsfähigkeit / isolierte Fingerbeweglichkeit
- Daumen-Finger-Opposition
- Fließender Übergang zwischen Zangen- und Pinzettengriff
- Auge-Hand-Koordination
- Taktil-kinästhetische Wahrnehmung

„PASS-Kontrolle“

*Um die Stifthaltung und weitere wichtige Bedingungen für eine ergonomische Arbeitsumgebung zu automatisieren, eignet sich die sogenannte „**PASS**-Kontrolle“.*

Dieser Begriff leitet sich von den Anfangsbuchstaben der durchzuführenden Bereiche ab. Bevor das Kind mit dem Malen/Zeichnen beginnt, soll es lernen, selbständig folgende Bereiche zu überprüfen:

- Physiologische Sitzhaltung
- Augenabstand
- Schräge Blattlage mit aufliegender Haltehand
- Stifthaltung

11. Einsatz der Übungsblätter

Die Vorlagen in diesem Buch wurden bewusst von Hand gezeichnet, um die Zeichnung für die Kinder nicht zu perfekt erscheinen zu lassen. Es wurde auf ausschmückende Elemente verzichtet, damit die Vorlagen zur jeweils passenden Geschichte des Parcours' angepasst werden, z. B. Frösche oder Kinder hüpfen. Dies kann bei Bedarf durch kleine Zeichnungen oder Stempel ergänzt werden.
Weiterhin wurden die Vorlagen systematisch aufgebaut und nicht zu groß gezeichnet, damit die Zeichnungen kleinräumig durch Bewegungen von Hand und Fingern ausgeführt und somit als eher kleinräumige Bewegungsmuster im Gehirn gespeichert werden können.

Da Kinder immer wieder Schwierigkeiten beim deutlichen Unterscheiden der Schräge von der Senkrechten beim Zeichnen haben, wurde die Linienkombination senkrecht und schräg bzw. umgekehrt auf den ersten Übungsblättern kombiniert.
Wenn die Schräge etwas sicherer gezeichnet werden kann, sollte zur bekannten Form, dem Dreieck mit der Spitze nach oben, gewechselt werden.
Das Dreieck wird zunächst in der Mitte zwischen der Doppellinie mehrfach gezeichnet. Das Kind soll an den grauen Linien bzw. Zielpunkten sein Zeichentempo reduzieren und bewusst die Richtung wechseln.
Über das Nachzeichnen des Dreiecks auf einer Linie und der gestrichelten Linie wird die Form zunehmend vertieft.
Wenn das Dreieck mit der Spitze nach oben gelingt, kann am Zickzackmuster schräg nach oben beginnend gearbeitet werden.
Daran schließt sich das Dreieck mit der Spitze nach unten und das Zickzackmuster schräg nach unten beginnend an.
Keinenfalls sollte zwischen Formen und Mustern bzw. unterschiedlichen Anfangsrichtungen gewechselt werden, solange keine Sicherheit in der begonnenen Übung besteht.
Im Zickzackmuster wiederholen sich die Schrägen des Dreiecks. Auch hier sollte mit dem Zeichnen in der Mitte zwischen der Doppellinie begonnen werden. Das Kind muss hier ebenfalls an den grauen Linien kurz abbremsen und den Richtungswechsel gezielt einleiten, damit es keine gebogenen Linien zeichnet.

Wenn die Dreiecke sicher in beide Richtungen ausgeführt werden können, sollten Dreiecke mit wiederkehrenden Richtungswechseln gezeichnet werden.
Daraus ergibt sich, dass das Kind die Raute erfasst. Die Raute ist die schwierigste Form, und über die Übungsblätter hierzu kann das Kind erfahren, dass es sich dabei um zwei Dreiecke handelt, die aneinander gezeichnet werden.

Im weiteren Verlauf der Übungen werden schräge Linien zu schrägen Kreuzen kombiniert.
Hierbei ist es besonders wichtig, dass das Kind die zuerst gezogene Linie durchkreuzt und nicht am Kreuzungspunkt abbiegt, absetzt oder einzelne kurze Striche in vier Richtungen zeichnet.

Die Übungsblätter sind so geordnet, dass zunächst alle Dreiecke und danach das Zickzackmuster hintereinander sortiert sind, um den Überblick zu erleichtern.
Konzeptionell ist eine häufige Wiederholung der Form und die Steigerung des Schwierigkeitsgrades von „größer" zu „kleiner" möglich. Dadurch werden im Gehirn die über den Bewegungssinn (kinästhetische Wahrnehmung) aufgenommenen Bewegungen und Empfindungen als Bewegungsmuster gespeichert, die zunehmend automatisiert werden und für vielfältige grafomotorische Tätigkeiten abgerufen werden können.
Je größer die Vorlage ist, umso einfacher ist es, die Form oder das Muster zu zeichnen. Generell ist es einfacher, eine größere Form zu zeichnen, als eine kleinere, da hierfür mehr Zeit zur Planung der Form und zur Einleitung des Richtungswechsels besteht. Ebenso ist ein Dreieck einfacher zu zeichnen, als das Zickzackmuster. Das Zickzackmuster ist eine wiederholte Schräge in wechselnden Richtungen, bei der zusätzlich der Arm gleichmäßig horizontal verschoben wird.
Für sehr ungeübte oder wahrnehmungsgestörte Kinder ist es erforderlich, dass sie die Form / das Muster zusätzlich über den Bewegungssinn (kinästhetische Wahrnehmung) durch Nachspuren einer zunächst größer vorgezeichneten Form / eines Musters, z. B. an einer Tafel, grundlegend erfassen.
Allerdings ist es wichtig, nicht nur großräumig zu arbeiten, sondern zunehmend kleiner zu werden und im Verlauf in der Größe der Übungsblätter zu arbeiten. Der Grund dafür ist, dass kleinräumige Bewegungen anders im Gehirn gespeichert werden als großräumige und das kleinräumige Arbeiten für das spätere Schreibenlernen unbedingt erforderlich ist.
Im Verlauf der Therapie sollten die Formen und Muster immer kleiner gezeichnet werden, damit sie vor Schuleintritt in der Größe von ca. 1 cm und kleiner ausgeführt werden können.

Um eine Automatisierung der Bewegung zu erreichen, müssen häufige Wiederholungen einzelner Übungen angeboten werden. Damit Kinder zunehmend in einen rhythmischen, automatisierten Bewegungsfluss kommen, sollten die Formen und Muster dynamisch und mit Schwung möglichst häufig nachgespurt werden. Dazu kann das Kind für jede Arbeitsreihe z. B. so viele Stifte auswählen, wie alt es ist oder es spurt so oft nach, wie Würfelaugen zu sehen sind.

Keinesfalls sollte ein Übungsblatt nach dem anderen ausgeführt werden, sondern ein Wechsel zwischen zielgerichteten groß-, fein- und grafomotorischen Tätigkeiten stattfinden. Zudem lässt die Konzentration und Motivation der Kinder nach ungefähr 10 Minuten nach, und ein Wechsel der Tätigkeit bewirkt erneute Aufmerksamkeit.
Bei den Übungsblättern wird grundsätzlich von links nach rechts und von oben nach unten gearbeitet, um die Richtungswahrnehmung in Bezug auf die Lese-Schreibrichtung einzuüben.

11.1 Systematischer Übungsablauf

Der Schwierigkeitsgrad wird beim Arbeiten nach einem systematischen Übungsablauf kontinuierlich gesteigert, und es soll keinesfalls zwischen anderen Formen, wie z. B. zwischen Dreieck und Viereck oder einer Form und einem Muster, hin und her gewechselt werden.
Über vielfältige Variationen und Wiederholungen wird die Schräge, das Dreieck oder Zickzackmuster so lange vertieft, bis dies sicher wiedergegeben werden kann. Nur so wird die Automatisierung der Zeichenbewegungen und die visuomotorische Wahrnehmung gefestigt.

Ideen zur Wiederholung:

- So häufig nachspuren, wie das Kind alt ist
- So oft nachspuren, wie Würfelaugen gewürfelt wurden
- So lange nachspuren, bis der Therapeut eine bestimmte Zahl erwürfelt
- So lange nachspuren, wie sich ein Kreisel dreht

In der Therapie begonnene Übungsblätter oder weiterführende, schwieriger werdende Blätter sollten als häusliche Übung zur Steigerung der Geläufigkeit mit mehreren Farben und häufiger Wiederholung ausgeführt werden.

Systematisches grafomotorisches Erarbeiten des Dreiecks /des Zickzackmusters:

- Das Kind spurt die Form / das Muster zwischen 2 begrenzenden Linien, erst größer, dann kleiner werdend. Dabei ist darauf zu achten, dass die Ecken nicht abgerundet und die Schrägen nicht als Bogen ausgeführt werden. An den grauen Markierungen soll das Kind sein Zeichentempo reduzieren und den Richtungswechsel gezielt vollziehen.
- Das Kind fährt die Form / das Muster auf einer vorgezeichneten Linie nach, erst größer, dann kleiner werdend.
- Das Kind zeichnet die Form / das Muster auf einer gestrichelten Linie nach, erst größer, dann kleiner werdend.
- Das Kind zeichnet die Form / das Muster mit Hilfe vorgegebener Zielpunkte, erst größer, dann kleiner werdend.
- Das Kind zeichnet die Form / das Muster, wobei nur der Anfang / ein Teil vorgegeben ist.
- Das Kind zeichnet die Form / das Muster frei, erst größer, dann kleiner werdend.
- Das Kind zeichnet die Form / das Muster frei im Wechsel groß / klein.
- Das Kind zeichnet die Form / das Muster frei und klein (max. 1 cm) in verschiedene Richtungen.

12. Häusliches Üben

Häusliche Übungen, die den Stundeninhalt wiederholen und vertiefen, sind für den Lernerfolg unbedingt erforderlich. Die Therapie- / Förderzeit, im Verhältnis zur übrigen Zeit innerhalb einer Woche gesehen, ist kurz. Zur Vertiefung neuer Bewegungsabläufe benötigt das Kind häufige Wiederholungen. In der Therapie / Förderung kann das angestrebte Ziel zwar angebahnt, aber nicht ausreichend vertieft werden.

Zur Anwendung, Automatisierung und Übertragung auf andere Situationen und in den Alltag, braucht das Kind vielfältige Wiederholungen, die während der Therapiezeit nicht ausreichend geleistet werden können.

Als häusliche Übung kann eine groß-, fein- oder grafomotorische Übung der Stunde oder je nach Ziel eine Kombination davon ausgewählt werden.

- Bei *großmotorischen Übungen* sollte die Übertragbarkeit ins häusliche Umfeld bedacht werden, z. B. das Rutschen auf einer Rutschbahn auf dem Spielplatz.
- Bei *feinmotorischen Übungen* sollte nach Möglichkeit das dazu benötigte Material ausgeliehen werden.
- Bei *Übungsblättern* kann je nach Leistungsfähigkeit des Kindes entweder das in der Stunde begonnene Blatt vervollständigt oder das nächstschwierigere zur Bearbeitung mitgegeben werden.

Die Aufgabe wird dem Kind und ggf. den Erwachsenen erläutert, schriftlich formuliert und soll zu nächsten Therapiestunde wieder mitgebracht oder vorgemacht werden.

Zu Beginn der nächsten Therapiestunde zeigt das Kind seine Übungsfortschritte und das Übungsblatt wird besprochen.

Die Rückmeldung zu den häuslichen Übungen sollte dem Kind entsprechend aber immer realistisch sein. Dabei sollte das hervorgehoben werden, was gut gelungen ist bzw. bei der Durchführung schon besser klappt als vorher.

Kinder sollten möglichst früh lernen, ihre Fähigkeiten selbst realistisch einzuschätzen und zu reflektieren. Z. B. können sie auf Übungsblättern die Stelle markieren, die ihnen am besten gelungen ist oder formulieren, was inzwischen besser klappt oder für sie noch schwierig ist.

Generell sollte thematisiert werden, wenn eine häusliche Übung nicht oder unzureichend gemacht wurde. Die Gründe sollten erfragt und zusammen mit dem Kind und den Eltern nach einer Lösung gesucht werden, um den Therapieerfolg und somit den Lernerfolg sicherzustellen.

13. Übungsmöglichkeiten Schräge / Dreieck / Zickzack

In diesem Kapitel wird eine Vielzahl von Übungsmöglichkeiten zur Schräge, zum Dreieck und zum Zickzack dargestellt.
Die Ideen eignen sich gut zum variationsreichen, gezielten Arbeiten in der Therapie / Förderung und zur Übertragung der Therapieinhalte ins häusliche Umfeld.

Zur besseren Übersicht sind die Übungen folgenden Bereichen zugeordnet:
Wahrnehmung, Großmotorik, Feinmotorik und Grafomotorik

13.1 Wahrnehmung

Schrägen in der Umgebung erfassen

Zur Sensibilisierung des Kindes für Schrägen können diese in vielfältiger Weise gesucht und ertastet werden:

- In der Umgebung Schrägen suchen (Dächer / Baumstämme / Äste / Hügel / Deiche / Berge / Carport- und Garagenauffahrten / Straßenschilder)
- Im Haus Schrägen suchen (Möbel / Hausrat / Bücher / Spielsachen)
- Schrägen in Bilderbüchern suchen
- Schrägen in Buchstaben suchen

Dreieck taktil-kinästhetisch erfassen

- Verschiedene Formen unter einem Tuch ertasten und Dreiecke herausfinden
- Verschiedene Formen auf den Rücken des Kindes „malen“ und Dreiecke erkennen
- Riesenbausteine aus Schaumstoff / Bauklötze ertasten und Dreiecke erkennen (auch mit geschlossenen Augen)

13.2 Großmotorik

Im Folgenden wird eine reichhaltige Sammlung von großmotorischen Einzelübungen dargestellt, die je nach Schwerpunkt der Förderung im Sinne der Arbeitsweise nach dem „Ravensburger Therapiekonzept“ mit fein- und grafomotorischen Inhalten kombiniert werden können, bzw. als häusliche Weiterführung geeignet sind.

Zum Verinnerlichen der Schräge ist es wichtig, diese vielfältig über den eigenen Körper wahrzunehmen:

- Schlitten, Bob o. Ä. fahren
- Schneehang oder Wiese seitlich liegend herunterrollen
- Große, lange Plastikplane auf schräges Gelände legen, mit Wasser nass machen, herunterrutschen
- Weichbodenmatte schräg befestigen, hochklettern und herunterrutschen oder seitlich liegend herunterrollen / sich im Gehen an einem Seil hochziehen (Knoten im Seil erleichtern dies)
- 2 Weichbodenmatten über eine Walze zu einem Berg legen, mit Seilen zusammenbinden; verschieden herauf- und herunterbewegen
- Berg aus Großbausteinen mit Turnmatten belegen, verschieden über den Berg gehen oder krabbeln
- Bank an Sprossenwand einhängen, sich selber hochziehen / sich an einem Seil hochziehen (Knoten im Seil erleichtern dies) / herunterrutschen und Gegenstände hochschieben und herunterrutschen
- Rampe langsam in verschiedenen Gangarten hinauf- und heruntergehen / auf einem Kissen oder Tuch sitzend, liegend oder kniend hochziehen / sich auf dem Bauch liegend an einem Seil hochziehen / Bälle hoch- und herunterrollen lassen / mit einem Rollbrett hinunterfahren
- Aufgestellte Leiter oder Bockleiter hoch- und herunterklettern
- Wippen
- Kufenbrett / seitliche Begrenzung befestigen (Leisten) und Gegenstand hin und her bewegen lassen
- Langbank an Kasten einhängen – Kind sitzt auf Fläche und zieht Gegenstände die Schräge hoch, die an einem Seil angebunden werden
- Auf dem Boden liegendes Tau seitlich und schräg überhüpfen, dabei immer weiter vorwärts hüpfen
- Brett senkrecht aufstellen und festhalten. Beim Loslassen den Kippmoment beobachten oder filmen und anschließend anschauen
- T- oder Einbeinhocker / Stuhl kippeln
- Auf einem Stuhl ein Brett quer über längs liegendes Vierkantholz legen: Kind verlagert sein Gewicht seitlich, beobachtet und spürt das Kippen
- Längeres Brett über ein quer liegendes Vierkantholz legen (Wippe): Das Kind geht über das Brett, beobachtet und spürt das Kippen des Bretts (Variationen: mit Roller / Inliner darüberfahren)
- Brett als schräge Bahn an Tischkante anlegen, Gegenstände hochschieben und herunterrollen / -rutschen lassen

- Stöcke in Erde oder Schnee stecken, Unterschied zwischen senkrecht und schräg / schief wahrnehmen
- Körperpositionen mit schräger Körper-, Bein- oder Armhaltung vormachen, Kind macht sie nach
- Strichmännchen mit verschiedener schräger Körper-, Bein- oder Armhaltung dem Kind vorlegen, Kind macht / zeichnet die Positionen nach (Übungsblatt S. 142)
- Spiel „Samen keimt und wächst zum Baum“:
  - Aus der Hocke langsam zum Stehen kommen / Arme senkrecht nach oben strecken (Keimling streckt sich durch den Boden dem Licht entgegen)
  - Die Äste wachsen aus dem Stamm: Arme in verschiedene schräge Richtungen ausstrecken und die Position eine Weile halten (Schräge spüren und sehen)
- Aus Seilen gelegte oder mit Kreppklebeband aufgeklebte Dreiecke oder Zickzackstraßen in unterschiedlicher Weise durchlaufen
- Über Balancierbalken gehen, die zu einem Dreieck oder Zickzack aufgebaut sind
- Ein Seil (1½–2 Meter) nehmen, Kind und Therapeut halten jeweils ein Ende. Große Perle oder Ring auffädeln. Durch wechselndes Auf- und Abbewegen der Arme rutscht der Gegenstand am schrägen Seil herunter (Bergbahn)
- Sortierübung am Tisch: Spielfiguren in gleichfarbiges Haus schieben. Dazu mehrere Spielfiguren, z. B. blaue und rote, gemischt vor das Kind stellen. Ein blaues bzw. rotes Blatt Papier in die linke bzw. rechte obere Tischecke platzieren. Die Spielfiguren werden über eine diagonale Armbewegung mit der dominanten Hand in die jeweilige Ecke geschoben

13.3 Sammlung der Lebewesen, die hüpfen / springen

Um im Bereich der Großmotorik vielfältige spielerische Übungsangebote zur Schräge machen zu können, ist es sinnvoll, Kinder über bildhafte, innere Vorstellungen von Bewegungsformen zu motivieren, die in die Übungsform „Parcours“ integriert werden, z. B. hüpfen wie:

Frosch / Känguru / Heuschrecke / Floh / Pferd / Hund / Kind / Sportler

13.4 Materialien zur Erarbeitung der Schräge

Spezielle Materialien, die sich zur Erarbeitung der Schräge eignen und in den einzelnen Förderideen sowie in den in Kap. 14.2 beschriebenen 5 zusammenhängenden Stunden verwendet werden:

- Formen (Dreiecke, Vierecke) aus Holz, Plastik oder Pappe in verschiedener Größe und Dicke.
  Variante: Dreieckige Schablone
- Je 3 Vierkanthölzer, in verschiedenen Farben und in Längen (ca. 20, 30, 40 cm)
- Rillenbrett:
  - In die Mitte eines ca. 50 – 60 cm langen Holzbretts eine gerade Rille von 1.5 – 2 cm Breite fräsen
  - Alternativ 2 Nut- und Federbretter gleicher Länge zusammenstecken, sodass eine Rille entsteht
- Nagelbretter:
  - In ein Brett von ca. 50 cm Länge und 15 cm Breite im Abstand von ca. 6 cm in zwei Reihen große Nägel einschlagen, sodass diese mehrere cm weit aus dem Holz herausschauen
  - In 2 quadratische Bretter (30 × 30 cm) Nägel im Abstand von ca. 4 cm als senkrechte und waagerechte Reihen schlagen, sodass diese mehrere cm weit aus dem Holz herausschauen

13.5 Feinmotorik

Übungsmöglichkeiten, wie die Schräge, das Dreieck und das Zickzackmuster kleinräumiger erfasst werden kann:

- Dreiecke in Sandkiste / auf einer Tafel oder Plexiglasscheibe nachspuren
- Zickzacklinie aus Kreppklebeband auf den Tisch kleben und Glasnuggets, Flaschenschraubdeckel, Knöpfe etc. darüber schieben
- Eckige Bierdeckel schräg gegeneinanderstellen
- Papierflieger falten und fliegen lassen (Flugbahn verfolgen) anschließend auf Papier vorgegebene Flugbahn mehrfach nachspuren (schräg hoch und schräg wieder herunter)
- Brett an Stuhl oder Tisch schräg anlehnen und verschiedene Gegenstände erst hochschieben und dann herunterrutschen oder -rollen lassen. Dabei beobachten, wie und ob die Gegenstände rollen oder rutschen
- Meterstab aufklappen und zu Dreieck oder Zickzack legen
- Glas füllen (Flüssigkeit / Sand), langsam zunehmend schräger halten und beobachten, wie dies zunehmend schräge Halten mit dem Schütttempo zusammenhängt
- 3 gleichlange Würste aus Knete herstellen, zu Dreiecken zusammenfügen / in verschiedener Raumlage legen (Abb. 3a, S. 13). Variation: zu Zickzackmuster legen
- Legen von Dreiecken aus gleich langen Vierkanthölzern in verschiedener Raumlage / Variation: Stäbe aus Spiel „Packesel“ / Streichhölzer benutzen

- Aus je 3 gleichlangen Baufixstäben verschieden große Dreiecke zusammenbauen / verschieden große Vierecke bauen und die Dreiecke als Dächer zuordnen
- Dreieckformen reihenweise in der gleichen / in unterschiedlicher Raumlage hinlegen / Steigerung: nachzeichnen (Abb. 3a, S. 13)
- Aus Knetwürsten gelegte Dreiecke / Zickzackmuster mit eingedrückten oder gepiksten Mustern versehen
- Gummibänder auf einem Nagelbrett wiederholt von Nagel zu Nagel spannen, sodass Dreiecke entstehen
- Aus quadratischem Papier Dreiecke falten (Hausdächer)
- Dreieckige Tüte aus quadratischem Papier falten und eine Seite zukleben
- Tannenbäume mit dreieckigen Schablonen zeichnen
- Tannenbaum aus verschiedenen übereinander geklebten Dreiecken gestalten und verzieren (Abb. 18)
- Aus 2 Dreiecken ein Quadrat oder eine Raute legen
- Aus 4 Dreiecken ein Quadrat oder Dreieck legen (Abb. 19 a/b)
- Aufgezeichnete und ausgeschnittene Dreiecke aus Pappe mit Kleber einstreichen und mit verschiedenen Materialien bekleben (Bohnen / Schnipsel / Bügelperlen)
- Kind malt verschiedene Tierköpfe aus und klebt ausgeschnittene dreieckige Ohren an, die es zuvor mit einer Schablone angefertigt hat. Variante: Ohren an die Köpfe malen (Übungsblatt S. 135)
- Tierbild aus Zeitung (Postkarte) ausschneiden, in die Mitte eines Blattes kleben. Feste, kleine quadratische Papiere zu Dreiecken falten und auf der Faltlinie durchschneiden. Die Dreiecke als Zaun um das Tierbild kleben
- Kleine Dreiecke aufmalen, ausschneiden und als Fähnchen an Zahnstocher kleben (in Knetkugeln stecken)

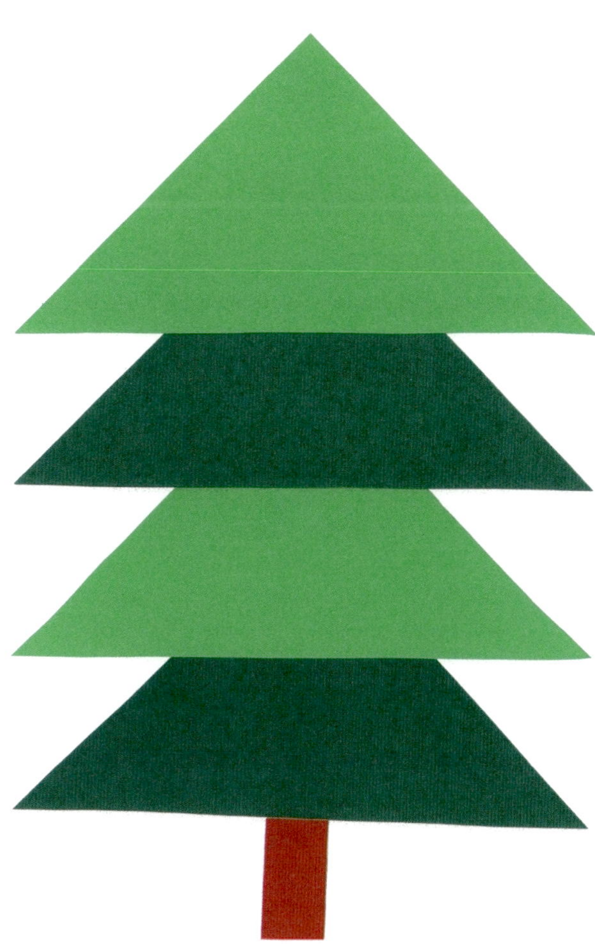

Abb. 18

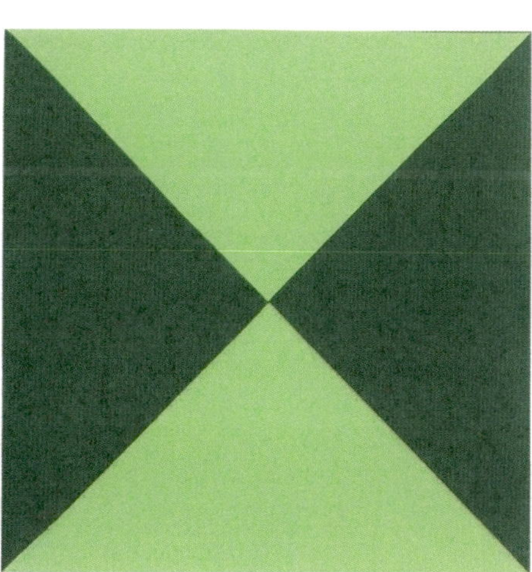

Abb. 19 a

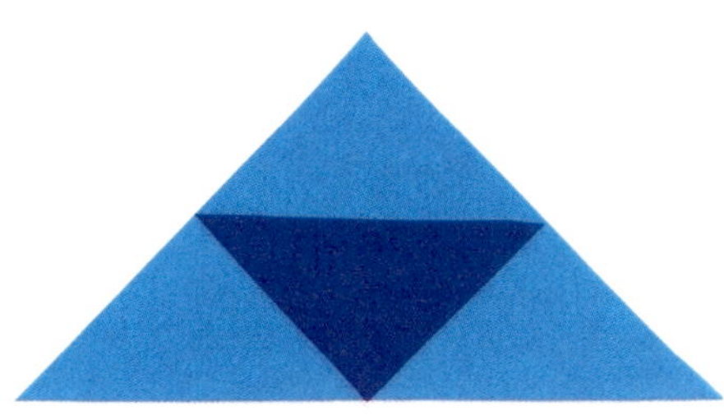

Abb. 19 b

- Kleine vorgezeichnete Dreiecke ausreißen
- Festdekoration: Dreieckige Wimpel schneiden oder reißen und an eine Schnur kleben, tackern oder anklammern
- Aus größerem, rechteckigem Papier (z. B. Zeitung) Hut falten
- Mit Dreiecken verschiedene „Baupläne“ vorlegen; das Kind baut sie nach
- Aus kleinerem, quadratischem Papier „Himmel und Hölle“ falten (Notizzettel / Origamipapier)

Faltanleitung „Himmel und Hölle“:

- Notizzettel in der Mitte 1 × senkrecht und 1 × waagerecht falten (halbieren) und wieder öffnen: In der Mitte entsteht ein Kreuz
- Die 4 Ecken des Papiers zum Kreuzungspunkt falten
- Papier wenden
- Erneut die 4 Ecken zum Kreuzungspunkt falten
- Gefaltetes Papier in der Mitte 1 × senkrecht und 1 × waagerecht falten (halbieren) und wieder öffnen
- Danach wenden, mit 4 Fingern in die entstandenen quadratischen Felder „schlüpfen“ und die äußeren Ecken zusammenführen (anschließend sieht es aus wie ein „Walmdach“ oder eine Pyramide, Abb. 20 a/b)

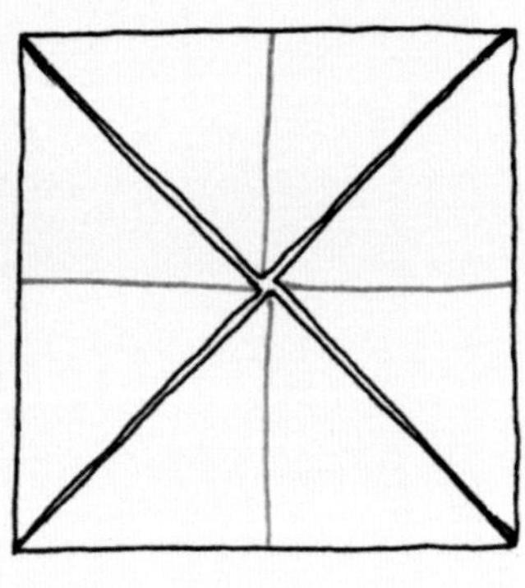

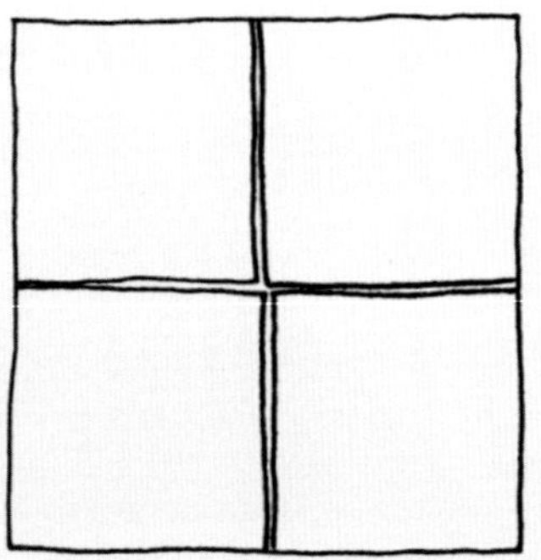

Abb. 20 a/b

Um eine Vorstellung von der Durchführung der vorher aufgelisteten Übungsideen zu bekommen, sind im Folgenden kleine Spielhandlungen mit den dazu benötigten Materialien aufgeführt. Die Übungsblätter werden entsprechend dem Leistungsniveau des Kindes ausgewählt.

Edelsteine sammeln

Material: Krepp-Klebeband / Glasnuggets / dreieckige Formen

Vorbereitung: Großes Dreieck aus Krepp-Klebeband auf den Boden aufkleben und an jedem Eckpunkt mehrere Glasnuggets deponieren
Mehrere dreieckige Formen in eine Ecke des Raums auf den Boden legen
Auf den Tisch eines der Übungsblätter S. 75–77 legen.

- Kind geht in verschiedener Weise und langsam über die aufgeklebte Spur und nimmt an jeder Ecke des Dreiecks ein Glasnugget auf
- Es legt diese Nuggets auf die Eckpunkte eines der im Raum ausliegenden Dreiecke
- Am Tisch auf eines der Übungsblätter von S. 75–77 in jede Ecke einen Punkt / Kreis malen

In der Dreieckbäckerei

Material: Knete / dreieckige Form / angespitzter Rundstab / Messer

- Dreieck auf einem der Übungsblätter von S. 75–77 mehrfach nachspuren
- Dieses als Werbeschild für den „Verkaufsschlager dreieckige Kekse“ ausschneiden
- Aus Knete je 3 Würste rollen und zu Dreiecken zusammenfügen
- Fladen aus Knete formen, dreieckige Form darauflegen, Form mit angespitztem Rundstab einritzen und mit einem Messer ausschneiden

Wohnanlage bauen

Material: Origamipapiere in verschiedenen Farben

- Quadratische Papiere als Häuser aufkleben, dreieckige Dächer darüber kleben und ummalen
- Gestalten der Außenanlage: See mit Segelbooten entweder aus Dreiecken aufkleben (Abb. 21) / Tannenwald pflanzen (Abb. 18, S. 37) oder eines der Übungsblätter (S. 79–81) einsetzen

Weihnachtsvorbereitung

Material: 2 gleichseitige Dreiecke mit strukturierter Oberfläche (z. B. Raufasertapete)

Die 2 Dreiecke mit doppelseitigem Klebeband auf dem Tisch aufkleben, Papier darüberlegen und festkleben. Mit einem Stift die Dreiecke frottieren. Die beiden frottierten Formen ausschneiden und als Stern versetzt übereinander kleben (Abb. 22).

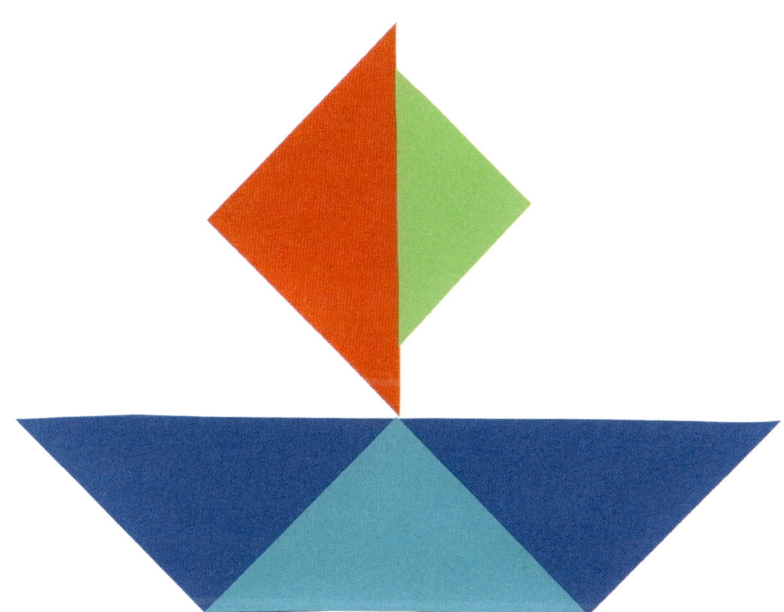

Abb. 21

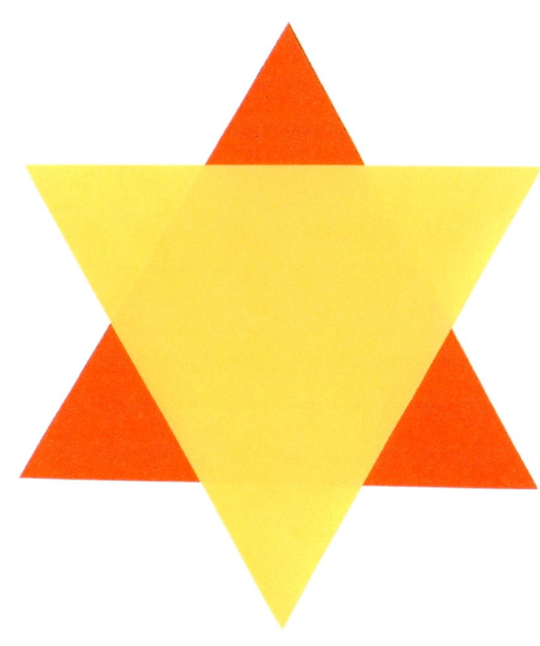

Abb. 22

Pfiffikus macht Nussecken

Material: Salzteig (Ton / Teig) / Wellholz / dreieckige Form / Ritzwerkzeug / Messer

Teig auswellen, mit Hilfe der Form „dreieckige Kekse" herstellen und diese mit verschiedenem „Kleinmaterial" verzieren / Muster einritzen
Zur Verdeutlichung des Dreiecks in jede Ecke eine Vertiefung drücken

13.6 Grafomotorik

Abgesehen von den Übungsblättern gibt es eine Vielzahl weiterer Ideen, Schrägen grafomotorisch zu üben. Diese sind im Folgenden aufgelistet, da die neutral gestalteten Übungsblätter in der Übungsform „Parcours" mit unterschiedlichen Ideen belebt werden können, z. B. kann ein Übungsblatt mit Zickzack als Berge oder Zwergenmützen verwendet werden.
Teilweise liegen zu den einzelnen Ideen konkrete Übungsblätter vor, auf die in der Klammer hingewiesen wird. Bei andere Ideen können diese frei aufgezeichnet werden, z. B. ein Strich als Ästchen für die Tannennadeln.

Schräge

- Für die Sonne ist ein Kreis mit 4 Strahlen vorgegeben (oben, unten, rechts, links), Kind malt weitere Strahlen hinein (Übungsblatt S. 131)
- Einen Frosch in die Mitte eines Blattes zeichnen, Fliegen außen herum skizzieren (Punkte), der Frosch fängt sie mit der Zunge (Froschzunge und Punkt mit Strich verbinden) (Übungsblatt S. 132)
- Igel, der schräge Stacheln bekommt
- Sterne aus gekreuzten Strichen in verschiedenen Größen
- Schräge Striche als Muster von Textilien
- Fischgräten (Übungsblatt S. 120)
- Federn / Blattadern (Übungsblatt S. 121)
- Vogelschnäbel (Übungsblatt S. 133)
- Kreuzungen in Zaunelementen

Dreieck

Spitze oben
- Berg
- Dach
- Deich
- Zelt
- Kegelhütchen / Pylonen (Fahrschule / Turnhalle)
- Zwergenmütze / Nikolausmütze / Clownmützen (Übungsblatt S. 134 und Abb. 23)
- Ohren von Katzen / Füchsen / Hunden (Übungsblatt S. 135 und Abb. 24a, S. 41)
- 2 übereinander liegende Dreiecke zu einem Stern kleben (Abb. 22, S. 39) oder zeichnen
- Verkehrsschild (Übungsblatt S. 75–77)
- Ein langes Dreieck als Tannenbaum nachspuren / ausmalen
- Mehrere übereinanderliegende Dreiecke als Tannenbaum übereinander kleben oder Dreieckformen übereinander malen und nachspuren / ausmalen / mit Weihnachtsschmuck bemalen (Abb. 18, S. 37)

Spitze unten
- Schultüte
- Verkehrsschild (Übungsblatt S. 75–77)
- Regenschirm / Sonnenschirm
- Trichter
- Diamant
- Karotte (Übungsblatt S. 88)
- Eistüte (Übungsblatt S. 87)
- Nasen von Katzen / Füchsen / Hunden (Abb. 25, S. 41)

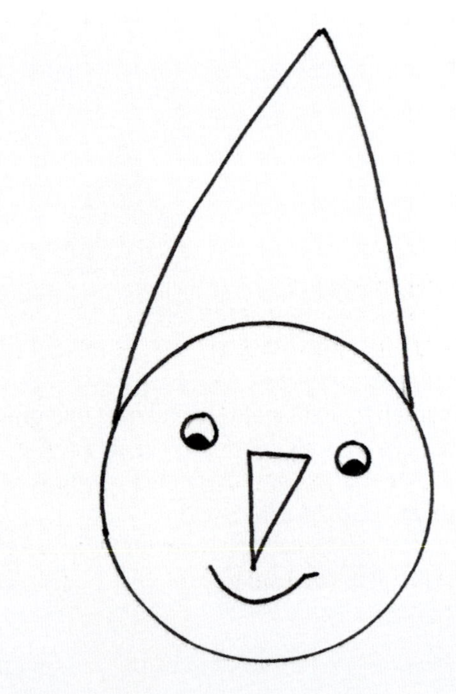

Abb. 23

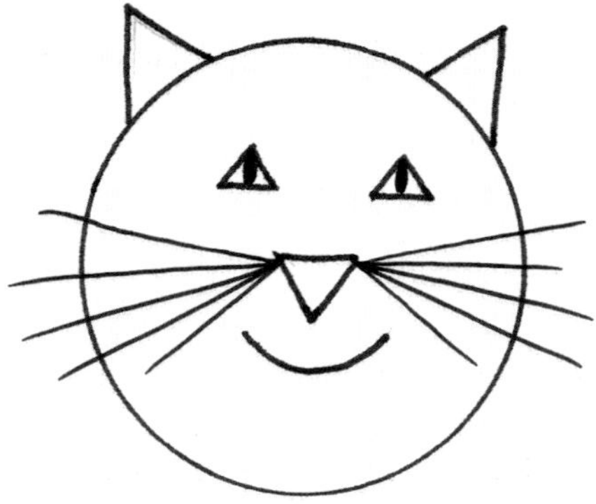

Abb. 24 a

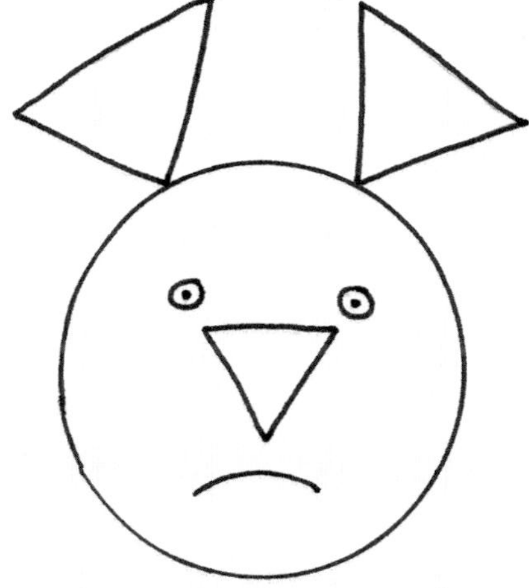

Abb. 25

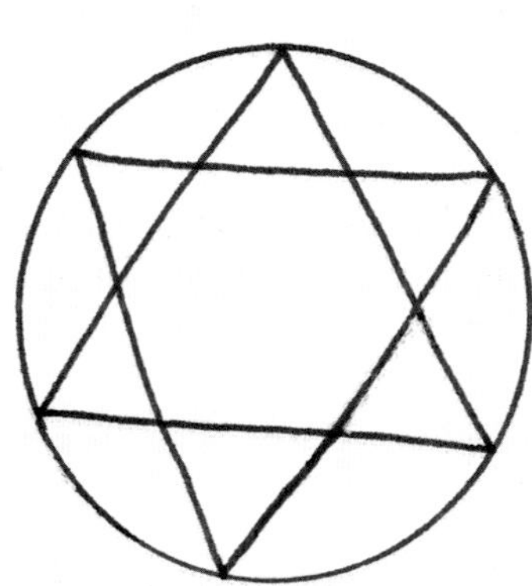

Abb. 24 b

Verschiedene Raumlage

- Punkte auf ein Papier malen, die Punkte mit Linien verbinden. Die entstandenen Dreiecke suchen und mit Farbstiften nachzeichnen / ausmalen
- Rechteck vorgeben, mit Lineal Linien kreuz und quer einzeichnen, die so entstandenen Dreiecke suchen, mit Farbstift nachzeichnen oder ausmalen (Übungsblatt S. 130 und Abb. 26 a/b, S. 42)
- Für Fortgeschrittene: Haus vom Nikolaus in verschiedenen Größen ausführen, mehrfach nachfahren (Abb. 27, S. 42)

Zickzack

- An den Dino oder die Chamäleons (Übungsblatt S. 138 und S. 136) dreieckige Zacken (oder Zickzackmuster) malen
- Zähne in Krokodilmaul malen (Übungsblatt S. 137)
- Doppelte Zickzacklinie mehrfach nachspuren, anschließend ausschneiden (Zähne des Tigers, die herausgefallen sind, ersetzen)
- Blitze

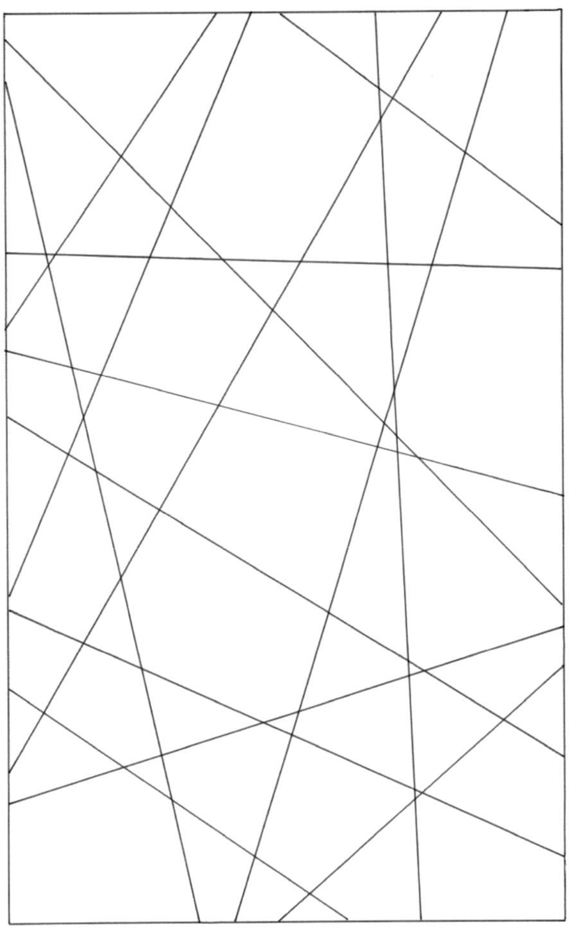

Abb. 26a

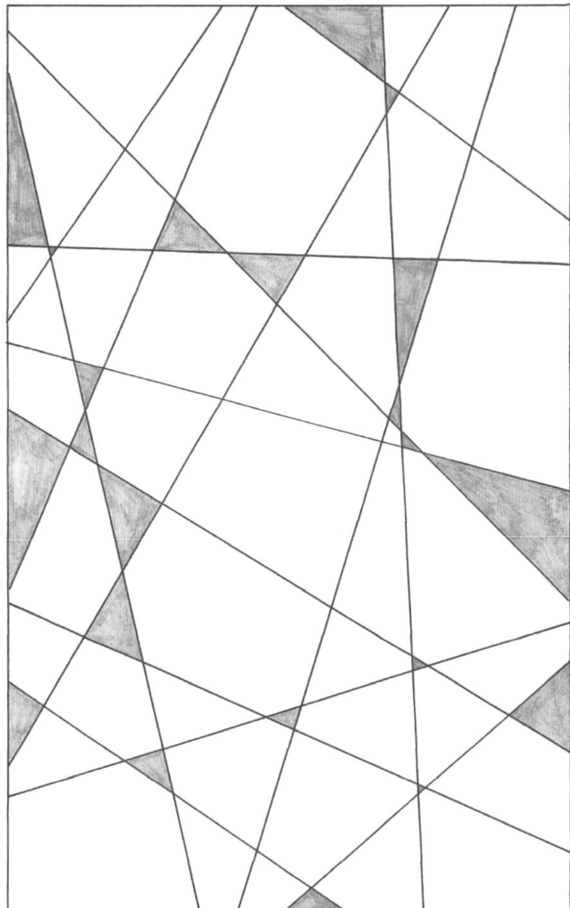

Abb. 26b

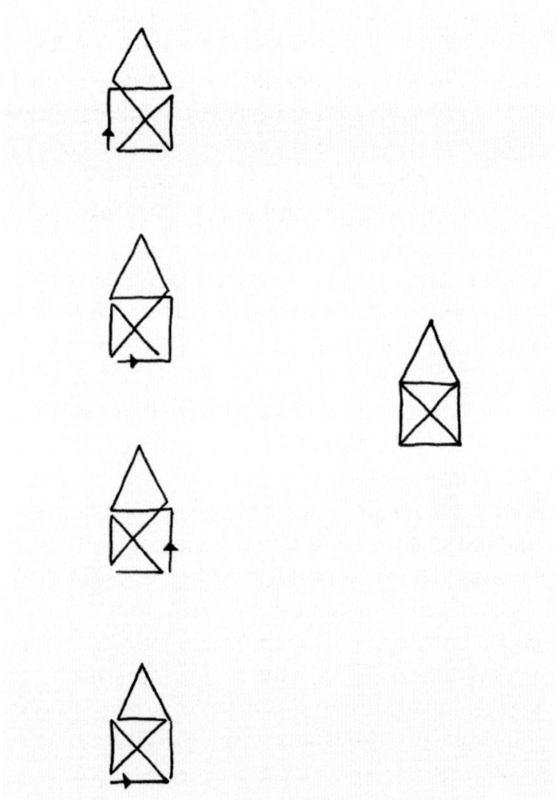

Abb. 27

14. Übungsmöglichkeiten nach dem Ravensburger Therapiekonzept

Damit das Kind die Schräge erfassen und wiedergeben kann, sind vielfältige Wiederholungen und Variationen mit dem gleichen Ziel erforderlich, die das Kind dennoch begeistern sollen.
Beim Arbeiten nach dem Ravensburger Therapiekonzept werden Übungen zur Groß-, Fein- und Grafomotorik in der gleichen Therapiestunde durch das Arbeiten in der Übungsform „Parcours" miteinander kombiniert und mehrfach an den einzelnen Stationen wiederholt.
Die häusliche Übung schließt sich direkt an den Stundeninhalt an. Die Aufgabenstellung wird dem Kind und den Eltern erklärt und auf einem Aufgabenblatt notiert. Das Ergebnis wird zur Folgestunde mitgebracht, angeschaut, die Übungen zur Fein- und Großmotorik vom Kind vorgemacht, um Fortschritte zu erkennen, und um Übungen für die weitere Förderung daraus ableiten zu können.

Vor der Stunde ist es vor allem bei jüngeren Kindern notwendig, sich eine passende Geschichte einfallen zu lassen, in die die Übungen eingekleidet werden.
Des Weiteren muss das benötigte Material vor der Stunde bereitgestellt und zusammen mit dem Kind auf- und abgebaut bzw. weggeräumt werden. Die entsprechenden Übungsblätter und häuslichen Übungen sind kopiert.

Während der Stunde muss erfasst werden, ob das geplante Niveau den Leistungen des Kindes entspricht und, falls nicht, im Stundenverlauf angepasst werden.

Nach der Stunde ist eine ausführliche Reflexion erforderlich, um darüber die Ziele und das Niveau der Folgestunde planen zu können. Erfolgt dies zeitnah, ist der / die Therapeut/in stets gut vorbereitet, und das Kind wird zielgerichtet behandelt.

Dabei helfen folgende Fragen:

- Was hat geklappt / was wurde erreicht / was nicht?
- Was muss aufgegriffen / vertieft werden?
- War das Niveau richtig gewählt / kann es erhöht / muss es verringert werden?
- War das Kind gut zu motivieren?
- Konnte es den Parcours mehrfach durchlaufen?
- Wurden die Schwerpunkte von Groß-, Fein- und Grafomotorik richtig gewichtet?

14.1 Beispiele Behandlung – nicht zusammenhängend

Im Folgenden werden einige nicht zusammenhängende Therapie- / Förderstunden vorgestellt, um weitere Anregungen für die motivierende und zielgerichtete Arbeitsweise in der Übungsform Parcours zu geben.
Die Sprossenwand, der höhenverstellbare Tisch, Stuhl, Papier und Stifte sind nicht jedes Mal aufgeführt. Das Arbeiten mit Papier und Stiften wird *grundsätzlich* im Sitzen an einem ergonomischen Arbeitsplatz am Tisch durchgeführt.

Raumfahrt

Material: Bank / Rollbrett / Tastsack mit verschiedenen Formen / Krepp-Klebeband / Kreppapier

- Bank an Sprossenwand einhängen, das Kind bewegt sich auf unterschiedliche Weise hoch
- Tastsack mit verschiedenen Formen (Kreise / Vierecke sowie verschieden große Dreiecke) oben an die Sprossenwand hängen. Das Kind sucht je ein Dreieck heraus („dreieckige Gesteinsbrocken aus dem All"), nimmt es mit und bewegt sich auf unterschiedliche Weise die Bank oder Sprossenwand herunter
- Unten werden dem Kind verschiedene Formen (Kreis, Viereck, Dreieck) auf den Rücken „gemalt"; sobald es das Dreieck spürt, fährt es mit dem Rollbrett durch einen aufgeklebten Zickzackweg, legt „den dreieckigen Gesteinsbrocken" am Tisch auf das Papier und umfährt ihn mehrfach mit einem Stift („Dokumentation für die Erde")
- Anschließend aus kleinen Kreppapierstücken einhändig mit der dominaten Hand 3 kleine Kügelchen formen und diese in die Ecken des Dreiecks kleben

Weihnachten steht vor der Tür

Material: Bank / Schaumstoffbauteile (oder Gymnastikmatten) / Besen / Wattebäusche / Dreieckformen in verschiedener Größe / grünes Tonpapier / Schere / Goldfolie

Ausflug in die Berge, um einen Tannenbaum zu holen:

- Sprossenwand hochklettern, eine dort platzierte Dreieckform holen und die an der Sprossenwand eingehängte Bank herunterrutschen (Schlittenfahrt)
- Am Tisch dreieckige Form auf grünes Tonpapier legen, mit dem Stift ummalen und ausschneiden

- Mehrere ausgeschnittene Dreiecke zu einem Tannenbaum übereinander kleben (Abb. 18, S. 37)

Heimfahrt:
- Die Hauseinfahrt ist zugeschneit. Schaumstoffteile als doppelte Zickzackstraße auslegen und dazwischen die vorher ausgestreuten Wattebäusche wegkehren

Sterne:
- Quadrate aus Goldfolie oder buntem Papier ausschneiden
- Quadrat zum Dreieck falten, dies nochmal falten
- An den beiden kurzen Faltseiten kleine Zacken einschneiden (Abb. 28 a)
- An der langen offenen Seite wie ein Dach einschneiden
- 2 der bearbeiteten Quadrate auseinanderfalten und zu einem Stern übereinander kleben (Abb. 28 b)

Almauftrieb

Material: Bockleiter / kleine Bauernhof-Spieltiere / kleines Brettchen oder Streichholzschachtel / Rundholz- oder Essstäbchen / Behälter / Übungsblätter S. 91–99

- Anfahrt in die Berge: Ein Bauernhoftier auf ein kleines Brettchen oder in eine Streichholzschachtel stellen. Vorsichtig mit dem Rundholz- oder Essstäbchen über die lange Seite des Tisches schieben
- Am Tischende ergreift das Kind das Tier und klettert damit die Leiter hinauf. Oben angekommen, legt es dies in einen Behälter, der oben an der Leiter befestigt ist (Almgebäude mit Stall)
- Im Tal angekommen, erinnert es sich an den tollen Fernblick mit den vielen Bergen: es spurt eines der Übungsblätter (S. 91–99) mehrfach nach

Verkehrsschilder regeln den Verkehr

Material: Schiefe Ebene (Rampe) / Rollbrett / Seil / Vierkanthölzer (Stäbchen aus dem Spiel „Packesel"), Pinzette

- Das Kind liegt / sitzt / kniet auf dem Rollbrett und zieht sich am Seil die Rampe hoch
- Es holt oben je 3 Vierkanthölzer / Stäbchen und fährt damit die Rampe herunter
- Unten angekommen legt es daraus mit Hilfe der Pinzette dreieckige Verkehrsschilder
- Eines der Übungsblätter (S. 75–77) bearbeiten

Pyramidenbau am Nil

Material: An der Sprossenwand eingehängte schräge Bank / Rollbrett / Seil / quadratische Faltpapiere / Tonpapier / mehrere dreieckige Schablonen / Nagelbrett / Gummibänder / Pfeifenputzer / Materialsack

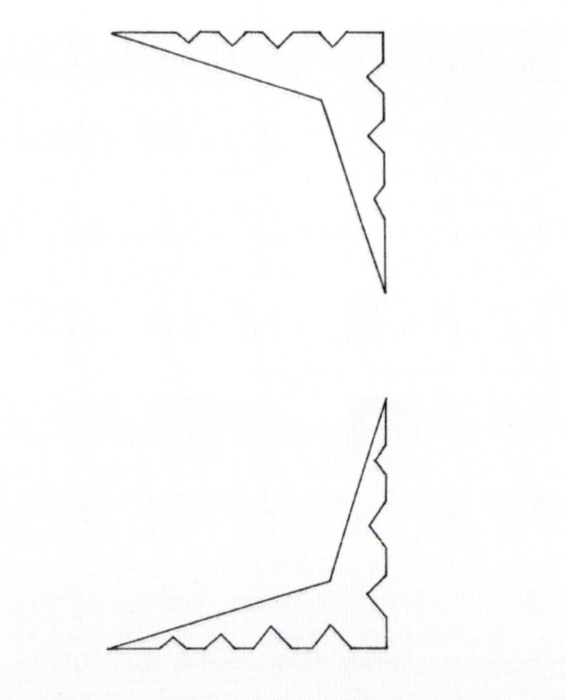

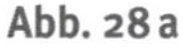
Abb. 28 a

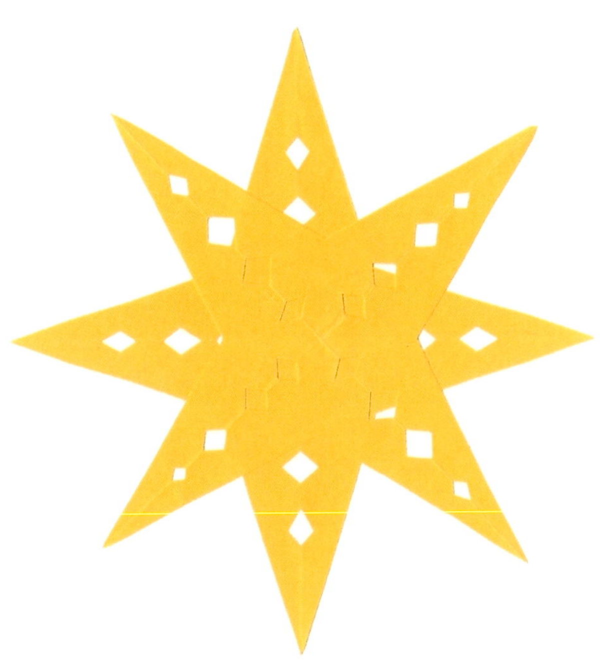

Abb. 28 b

Schiffe für die Nilfahrt

- Aus den quadratischen Faltpapieren Dreiecke falten, auf der Faltlinie durchschneiden
- Aus je 3 Dreiecken ein Schiff auf das Tonpapier kleben
- Einen Mast zeichnen, daran wiederum ein Segel und eine dreieckige Fahne kleben (Abb. 21, S. 39)

1. Pyramide

- Mit Rollbrett am Seil entlang zur Sprossenwand ziehen und hochklettern
- Oben aus Materialsack Gummibänder holen, Bank herunterrutschen
- Unten an „Pyramidenbaustelle“ (Tisch) Gummis auf Nagelbrett zu Dreiecken spannen

2. Pyramide

- Mit Rollbrett am Seil entlang zur Sprossenwand ziehen und hochklettern
- Oben aus dem Materialsack je 3 Pfeifenputzer holen und herunterrutschen
- Mit dem Rollbrett zur Pyramidenbaustelle (Tisch) zurückfahren, dort die Pfeifenputzer zu Dreiecken legen oder verbinden

3. Pyramide

- Mit Rollbrett am Seil entlang zur Sprossenwand ziehen und hochklettern
- Oben aus dem Materialsack 2 Faltpapiere holen und herunterrutschen
- Mit dem Rollbrett zur Pyramidenbaustelle (Tisch) zurückfahren, dort die Faltpapiere zu Dreiecken falten, auf der Faltlinie zerschneiden und auf ein Tonpapier zu einer großen Pyramide aufkleben (Abb. 19b, S. 37)

Treffen der 7 Zwerge

Material: Bockleiter / Kriechtunnel / Blancierbalken / 7 kleine dreieckige Pappformen (Übungsblatt S. 138)

- Über Bockleiter klettern und je eins der kleinen Dreiecke (Mütze) mitnehmen
- Weg zum Treffen: Über Balancierbalken, die im Zickzack gelegt sind, weiterlaufen
- Vor dem Kriechtunnel lauert ein Dino, der die Zacken verloren hat. Damit er den Zwergen nichts antut, muss ihm in jeder Runde einige Zacken gemalt werden
- Bevor das Kind durch den Tunnel zum „geheimen“ Treffpunkt krabbeln kann, muss es „den Eintrittscode“ verstehen: Dem Kind verschiedene Formen auf den Handrücken zeichnen; wenn es ein Dreieck spürt, darf es hindurchkrabbeln
- Mit Fingerstempelfarbe nacheinander insgesamt 7 kleine Zwerge stempeln und diesen in der nächsten Runde (wenn sie getrocknet sind) die Mütze (kleines Dreieck) an den Kopf kleben und weiter ausschmücken (Abb. 29)

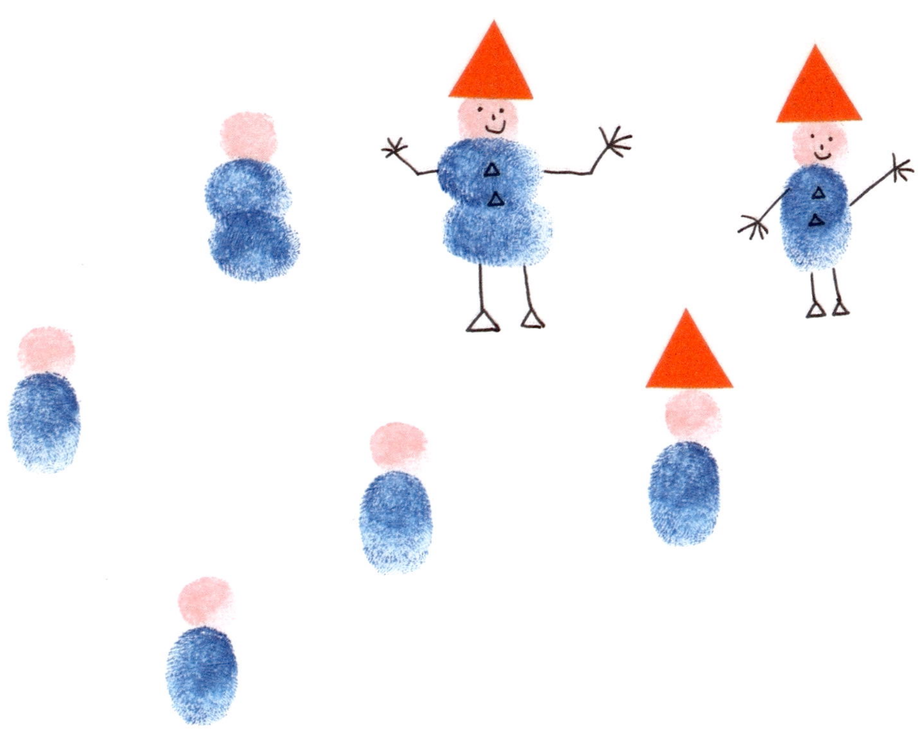

Abb. 29

Vorbereitung für das Zeltlager

Material: Rollbrett / 6 längere Seile / Übungsblätter S. 75–77 / mehrere Scheren / Vierkanthölzer (Stäbchen aus Spiel „Packesel")

Vorbereitung:
Aus den Seilen eine große, dreieckige Doppelspur (Straße) auf den Boden legen. (Das Dreieck muss so groß sein und die Seile so weit auseinanderliegen, dass das Kind mit dem Rollbrett zwischen den Seilen durchfahren kann.)
Außerhalb der 1. Ecke einen Tisch aufstellen, außerhalb der 2. Ecke Stifte auslegen und außerhalb der 3. Ecke mehrere Scheren deponieren.
Zusätzlich gibt es 2 weitere Stationen im Raum: eine Station, an der das Feuerholz liegt und eine weitere Station als Zeltplatz.

- Die Zelte werden imprägniert: Mit dem Rollbrett an der 1. Tischecke losfahren, an der 2. Ecke einen Stift und an der 3. Ecke eine Schere mitnehmen
- Wieder zurück an der 1. Ecke des soeben mit dem Rollbrett durchfahrenen Dreiecks, am Tisch ein Dreieck auf einem der Übungsblätter mehrfach nachspuren und ausschneiden (imprägniertes Zelt)
- Mit dem fertigen Zelt fährt das Kind zu der Station, an der die Vierkanthölzer (Feuerhölzer) liegen. Es nimmt je 3 Vierkanthölzer mit und fährt zur nächsten Station, dem Zeltplatz
- Dort legt es das „imprägnierte Zelt" auf dem Boden ab und legt aus den 3 Vierkanthölzern eine dreieckige Feuerstelle
- In jeder der nächsten Runden wird ein weiteres Zelt „imprägniert", zum Zeltplatz gebracht, rund um die Feuerstelle gelegt und die weiteren Vierkanthölzer versetzt auf die Feuerstelle gelegt, damit diese immer höher wird

Froschwanderung

Material: Spielfrösche, die hüpfen / Seil / Gymnastikreifen / Übungsblätter S. 53–55 / 64–66

- Das Kind nimmt einen Frosch in die Hand und hüpft mit ihm im Zickzack über ein ausgelegtes Seil zum Teich (Gymnastikreifen)
- Vor dem Reifen legt das Kind den Frosch auf dem Boden ab und lässt ihn in den Gymnastikreifen hineinhüpfen
- „Zur Dokumentation", wie viele Frösche zum Teich gehüpft sind, bearbeitet es am Tisch eines der Übungsblätter

Variation: Fische mit Fingerstempelfarbe drucken. In der nächsten Runde (wenn sie getrocknet sind) Flossen und Schwänze daranmalen (Abb. 30, S. 47).

Vorbereitung der Königskrönung

Material: Balancierbalken / Stift / Spielfiguren / Klammern / Fingerstempelfarbe / Übungsblätter S. 106–108

- Mit Blancierbalken einen größeren Zickzackweg bauen und darauf balancieren (Weg zum Schloss). Das Kind zählt laut beim Balancieren mit, wenn es die Richtung wechselt (Ecken wahrnehmen)
- Am Tisch den Zickzackweg aus Stiften nachlegen = Zaun (Ecken zählen)
- Klammern als Zickzack aneinanderklammern = Stacheldraht gegen Eindringlinge
- Spielfiguren durch vorgezeichnetes oder aufgeklebtes Zickzackmuster schieben (die Besucher kommen). Für die Krönung die Besucher mit Fingerstempelfarbe als „Männchen" auf ein Blatt stempeln
- Übungsblätter S. 106–108

Variation: Königsfamilie mit Finger-Stempelfarbe drucken und Kronen etc. dazu malen (Abb. 31, S. 47).

Skirennen

Material: Spielfiguren / Stäbe / Knete / Zahnstocher

- Spielfiguren (Skifahrer) mit Stab durch aufgeklebten Zickzackweg schieben (Trainingslauf)
- Kleine, dreieckige Fahnen aufzeichnen, ausschneiden und an Zahnstocher kleben, in Knetkugeln stecken und aufstellen
- Dreieckige Schilder kräftig nachspuren (Achtung, Skirennen) (Übungsblätter S. 75–77)

14.2 Beispiel Behandlung – 5 fortlaufende Therapiestunden

In der Regel haben die Kinder Schwierigkeiten in mehreren Bereichen. Um die Förderung nach dem Ravensburger Therapiekonzept zu veranschaulichen, wird im Folgenden in 5 exemplarischen Ergotherapiestunden aufgezeigt, wie spielerisch, zielgerichtet und betätigungsorientiert am Thema Schräge gearbeitet werden kann.
In der Realität sind mehr Wiederholungen, d. h. mehrere Therapiestunden mit dem gleichen Ziel und mit ansteigendem Schwierigkeitsgrad in den Übungsblättern für einen Bereich notwendig, als hier aufgeführt werden.
Die beschriebenen Parcours' werden während der Therapiestunde mehrfach durchlaufen und ggf. in jeder Runde

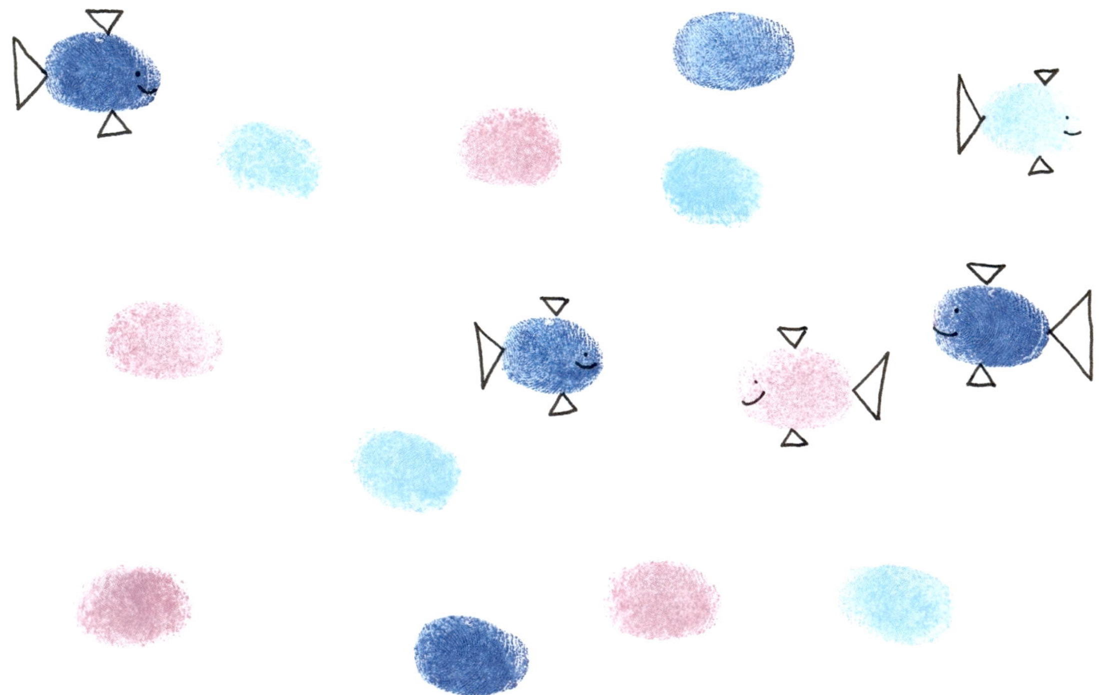

Abb. 30

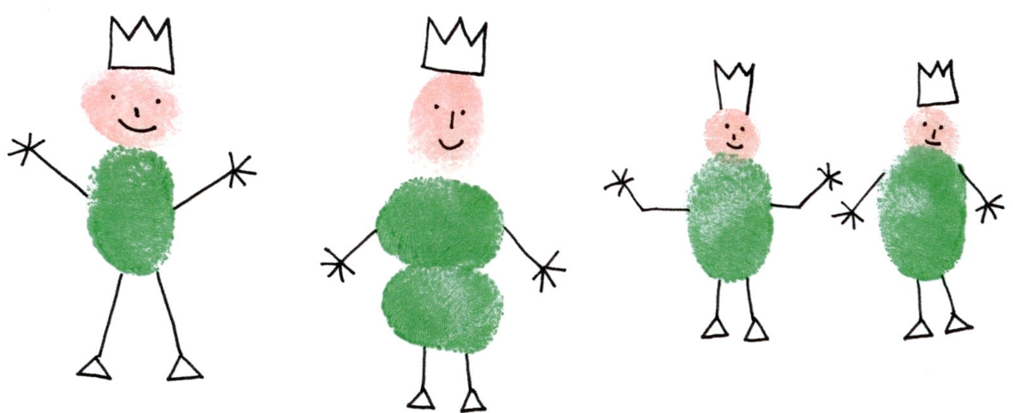

Abb. 31

etwas variiert, z. B. die Bewegungsform zwischen Hüpfen, seitlichem Übertreten oder Rückwärtsgehen. Ebenso müssen die Schwerpunkte und das Niveau für jedes Kind auf der Grundlage der Befunderhebung ausgewählt und angepasst werden.

Im Bewegungsraum befinden sich zusätzlich zur Sprossenwand ein höhenverstellbarer Tisch mit einer Schreibtischauflage und ein Stuhl für die Durchführung der grafomotorischen Übungen, sowie Papier, Übungsblätter und verschiedene dicke Holzstifte.

1. Stunde

Ziel: Erfassen des Unterschieds zwischen „schräg" und „gerade "

Material: Brettschaukel / Rampe / Seil / Rillenbrett / Murmeln / kleine Kiste (ca. 10 cm Höhe) / Übungsblätter S. 64–74

Vorbereitung: Rampe aufbauen / Seil an der Sprossenwand befestigen

Superman

Damit dem Kind das „Fliegen als Superman" gelingt, übt es das Fliegen für weite Strecken mit ausgebreiteten Armen. Dazu die Arme seitlich neben dem Körper ausbreiten, mehrfach bis über den Kopf anheben und wieder senken.
Für das Fliegen durch enge Gassen und zwischen Bäumen hindurch bewegt es nur die Unterarme auf und ab.
Für das Fliegen in engen Räumen bewegt es die Handgelenke auf und ab.
Zur Lockerung der Finger zappelt es mit den Fingern auf und ab.
Danach fliegt das Kind als Superman auf einem fliegenden Teppich (Brettschaukel) weiter.
Am Ziel angekommen, zieht es sich auf dem Bauch liegend an einem Seil auf einen Berg hoch (Rampe).
Oben angekommen, nimmt es sich 5 dort abgelegte Murmeln, steckt sie in die Hosentasche und klettert die Sprossenwand wieder hinunter.
Am Tisch wird stehend weitergearbeitet. Superman muss nun nacheinander mehrere Murmeln (Energiekugeln) durch das schräggestellte Rillenbrett nach oben in eine geheime Kiste transportieren. (Das Rillenbrett wird quer vor das Kind parallel zur Tischkante gelegt und auf der rechten Seite um ca. 10 cm erhöht, indem die Kiste daruntergestellt wird.)
Das Kind schiebt die Murmel mit dem Zeigefinger der dominanten Hand von links nach rechts durch die Rille. Wenn die Murmel oben angekommen ist, wird sie über die Kante geschoben und fällt in die Kiste.

Damit Superman den Weg zu den Energiekugeln wiederfindet, führt er mit 5 Farben eines der Übungsblätter mit der Kombination von schrägem und geradem Strich aus.

Da das Kind die Schräge generell wesentlich intensiver wahrnimmt, wenn es sich daran hochzieht oder eine Murmel hochschiebt, wurde die Stunde wie beschrieben ausgewählt. Zum Vergleich von Gerade und Schräge oder als Belohnung kann es aber auch die Rampe hinunterrutschen bzw. die Murmel rollen lassen.

Häusliche Übung:

- Die verschiedenen Flugtechniken Supermans üben
- Eines der Übungsblätter ausführen

2. Stunde

Ziel: Differenzierung von Dreieck und Viereck; Legen und Zeichnen eines Dreiecks

Material: Gymnastikbank / Balancierhölzer / Tastformen: Vierecke und Dreiecke / Tastsäckchen / Streichhölzer oder Stäbchen aus dem Spiel „Packesel" / Übungsblätter zu Dreiecken mit der Spitze nach oben S. 75–84

Vorbereitung: Bank in die Sprossenwand einhängen / Säckchen gefüllt mit der gleichen Anzahl an dreieckigen und viereckigen Holz-, Plastik- oder Pappformen oben an die Sprossenwand hängen / Balancierhölzer im Zickzack aufbauen

Der Adler im Land der Formen

Der Adler kreist in der Luft (das Kind läuft im Raum umher) und bewegt dabei seine Flügel (die ausgebreiteten Arme) auf und ab. Unter sich sieht er Häuser und Dächer.

Das Kind klettert die Sprossenwand hoch, ertastet und benennt 2 unterschiedliche Formen (Dreieck und Viereck) im Tastsäckchen, nimmt sie heraus und rutscht damit die Bank hinunter.

Über die Balancierhölzer, die im Zickzack aufgebaut sind, läuft es zum Tisch. Es legt die beiden ertasteten Formen auf den Tisch und legt diese mit Streichhölzern oder den Stäbchen des Spiels „Packesel" nach. Bei der gelegten Form sollte darauf geachtet werden, dass das Dreieck

mit einer Seite zum Kind liegt und dies entsprechend der richtigen Raumlage vom Kind nachgelegt wird.
Nach jeder gelegten Form wird auf einem der Übungsblätter das Dreieck mehrfach gezeichnet. Dabei ist es wichtig darauf zu achten, dass das Kind links unten beginnt und an der grauen Linie abbremst, um bewusst die Richtung zu wechseln. Dabei kann gesprochen werden: „Schräg hoch, schräg herunter, gerade herüber."

Häusliche Übung:

- Verschieden große Dreiecke unter einem Tuch ertasten und 2 gleichgroße herausfinden
- 3 Streichhölzer nacheinander einzeln ergreifen und in der Hand sammeln / einzeln, ohne Hilfe der anderen Hand die Streichhölzer zu Dreiecken auf einer rutschfeste Unterlage ablegen
- Eines der Übungsblätter ausführen

3. Stunde

Ziel: Dreiecke in verschiedener Raumlage erkennen

Material: Rampe oder schräg aufgestellte Weichbodenmatte / Rollbrett / Matratzen bzw. Kreppklebeband / Tuch / größerer Anhänger / Schnur / Stab / „Logische Blöcke" (Grundformen: Dreiecke und Vierecke in verschiedenen Größen und Stärken) / 2 Nagelbretter / Haushaltsgummis in verschiedenen Farben / Essstäbchen

Vorbereitung: Weichbodenmatte schräg aufstellen oder Rampe aufbauen /
größeren Anhänger an eine Schnur binden; die Schnur an einem Stab befestigen

Großeinkauf

Es ist Samstag und der Einkauf steht an. Mit dem Auto geht es in die Stadt: Das Kind liegt auf dem Rollbrett und schiebt sich mit den Händen durch den Zickzackweg, der aus Matratzen gelegt oder mit Kreppklebeband aufgeklebt wurde.

Im Geschäft ist das Licht ausgefallen und die Waren (2 Dreiecke in verschiedenen Größen und Stärken) werden unter einem Tuch ertastet, korrekt beschrieben, unter der Decke hervorgeholt und ins Auto geladen (größerer Anhänger).

Das Kind stellt sich am oberen Ende einer schrägen Rampe oder Weichbodenmatte auf und holt den Anhänger mit den ertasteten Formen durch beidhändiges Aufrollen der Schnur auf den Stab zu sich heran.

Am Tisch werden die beiden Dreiecke (die Waren) in unterschiedlicher Raumlage (eins mit der Spitze nach oben, eins mit der Spitze nach unten) hingelegt und diese mit Haushaltsgummis mit Hilfe von Essstäbchen auf die Nagelbretter gespannt.

Tipp: Gummis mit Essstäbchen aus einer größeren Menge herauszunehmen oder von einer rutschfesten Unterlage aufzugreifen ist einfacher, als wenn die Gummis einzeln auf dem Tisch liegen.

Zunächst spannt der / die Therapeut/in die Dreiecke auf dem Nagelbrett vor und das Kind spannt sie nach.
Als Steigerung spannt das Kind die mitgebrachten Dreiecke selbst ohne Vorgabe im Wechsel mit der Seite oder der Spitze zum Kind zeigend auf.

Häusliche Übung:

Die Nagelbretter werden für die Übung nach Hause mitgegeben. Das Kind spannt Dreiecke in verschiedenen Raumlagen nach Vorlage oder Vorgabe auf die Nägel.

4. Stunde

Ziel: Zickzackmuster erfassen

Material: Große Schaumstoffblöcke, Spielautos, Brett ca. 1,50 m lang, Holzstab in Stiftdicke / Übungsblätter S. 91–99

Vorbereitung: Schaumstoffwürfel mit Gymnastikmatten abdecken (Berglandschaft) / Brett schräg an einen niedrigen Tisch anstellen / Zickzack u. U. als Doppellinie mit Kreppklebeband auf den Tisch aufkleben

Autofahrt durch die Alpen

Das Kind sucht ein Spielzeugauto aus und geht damit über die Berglandschaft. Anschließend schiebt es das Auto mit dem Holzstab behutsam den Berg (das schräge Brett) hoch, ohne dass es herunterfällt (vorsichtig fahren auf der Alpenstraße).

Oben auf dem Tisch schiebt das Kind das Auto mit Hilfe des Holzstabs von links nach rechts über die, auf den Tisch aufgeklebte, Zickzackstraße und parkt es am Ende.

Zur Erinnerung an die Autofahrt durch die Alpen legt das Kind das Zickzackmuster mit Streichhölzern und spurt den Zickzackweg auf einem der Übungsblätter mehrfach nach.

Häusliche Übung:

- Einen rechteckigen Tisch mit 2 Bauklötzen an 2 Beinen der kurzen Seite so unterlegen, dass eine schiefe Ebene entsteht. Spielzeugautos mit Holzstab hinaufschieben und wieder herunterfahren lassen.
- Eines der Übungsblätter ausführen

5. Stunde

Ziel: Kombination von Dreieck, Zickzack und Raute erfassen

Material: Gymnastikbank / Kufenbrett / je 3 gleich lange Vierkanthölzer / Kreppklebeband / Nagelbrett von ca. 50 cm Länge / mehrere schmale, ca. 60 cm lange Gummibänder, die an jedem Ende eine Schlaufe haben / Spielfiguren / Übungsblätter S. 109–117

Vorbereitung: Gymnastikbank leicht schräg in der Sprossenwand einhängen / großräumigen Zickzackweg aus Kreppklebeband auf den Boden aufkleben / kleinräumigen Zickzackweg aus Kreppklebeband auf den Tisch aufkleben

In den Bergen

Anfahrt: Das Kind sitzt, kniet oder steht auf dem Kufenbrett und lässt ein Spielzeugauto beim seitlichen Schaukeln hin- und herfahren. Anschließend stellt es dies in eine vorher mit den Vierkanthölzern angelegte dreieckige Parkbucht.
Erklärung: Am Fuß der Bergbahn parken die Wanderer ihr Auto auf dem Parkplatz.
Dazu legt das Kind für jedes Auto eine dreieckige Parkbucht aus 3 gleich langen Vierkanthölzern.

Als Fahrkarte für die Bergbahn reißt das Kind, je ein auf Tonpapier aufgezeichnetes Dreieck, aus. Damit läuft es auf dem Zickzackweg zur Langbank. Dort bewegt das Kind sich in unterschiedlicher Weise die Bank hinauf und hinunter (in der Wiederholung: vorwärts, seitwärts, rückwärtsgehen, sich kniend und liegend hochziehen und herunterrutschen).

Dann muss der Papierdrache zusammengebaut werden. Dazu eine Raute aus 4 Vierkanthölzern auf den Boden legen.

Auf den Bergen wandert das Kind und lässt den Drachen steigen: Es schiebt am Tisch sitzend je 1 Spielfigur mit einem Holzstab / Stift über die aufgeklebte Zickzackspur („Wanderung"). Anschließend spurt es die Raute auf einem der Übungsblätter mehrfach nach („Drachen steigen lassen").

Zur Erinnerung an den schönen Weg macht der Wanderer ein Foto davon: Dazu spannt das Kind mit dem Gummiband „den gewanderten Zickzackweg" auf dem Nagelbrett (Schlaufen des Gummibands, in den ersten und letzten Nagel einhängen).

Häusliche Übung:

- Rauten aus 4 Vierkanthölzern legen (darauf achten, dass eine Spitze zum Kind zeigt)
- Eines der Übungsblätter ausführen

15. Übungsblätter

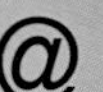

Die Übungsblätter können kopiert werden, befinden sich aber auch auf folgendem Link zum Download: https://www.verlag-modernes-lernen.de/permalink/v1282

Erklärungen zu den einzelnen Übungsblättern

- Dreieck mit einer Senkrechten im Aufstrich und einer Schräge im Abstrich S. 53–63
- Dreieck mit einer Schräge im Aufstrich und einer Senkrechten im Abstrich S. 64–74
- Dreieck mit der Spitze nach oben – kann auch um 180° gedreht werden, um es mit der Spitze nach unten zeigend zu bearbeiten S. 75–77
- Dreiecke mit der Spitze nach oben zeigend kleiner werdend S. 78–84
- Dreiecke mit der Spitze nach unten zeigend kleiner werdend S. 85–89
- Dreiecke in der Richtung wechselnd S. 90
- Zickzack – Muster (schräg nach oben beginnend) S. 91–99
- Zickzack – Muster (schräg nach unten beginnend) S. 100–105
- Krone S. 106–108
- Raute S. 109–117
- Kurze schräge Striche in verschiedene Richtungen S. 118–121
- Schräges Kreuz S. 122–123
- Segelschiff S. 124–127
- Gemischte Schrägen S. 128–129
- Rechteck zum Einzeichnen schräger Linien S. 130
- Sonne zum Einzeichnen schräger Sonnenstrahlen S. 131
- Frosch, der zu den einzelnen Fliegen hüpft (gemalte Linien als Sprugbahn) S. 132
- Kraniche, denen Schnäbel gemalt werden S. 133
- Clowns brauchen eine neue Mütze S. 134
- Kreisvorlage zum Einzeichnen von dreieckigen Ohren, Mützen, Nasen, Schwanzflossen oder einem Hexagramm (siehe Ideen S. 40 + 41) S. 135
- Chamäleons brauchen Rückenschuppen S. 136
- Krokodile brauchen Zähne S. 137
- Der Dinodrache braucht Rückenschuppen S. 138
- Die beiden Flugdrachen brauchen Schleifen an der Schnur S. 139
- Male viele kleine Segelschiffe in die Wellen und Wimpel an die Schnur S. 140
- Vorlage zu Fingerdruckstempelideen, die mit Dreiecken oder Zickzack-Muster versehen werden S. 141
- Strichmännchen zum Nachmachen der Körperpositionen S. 142

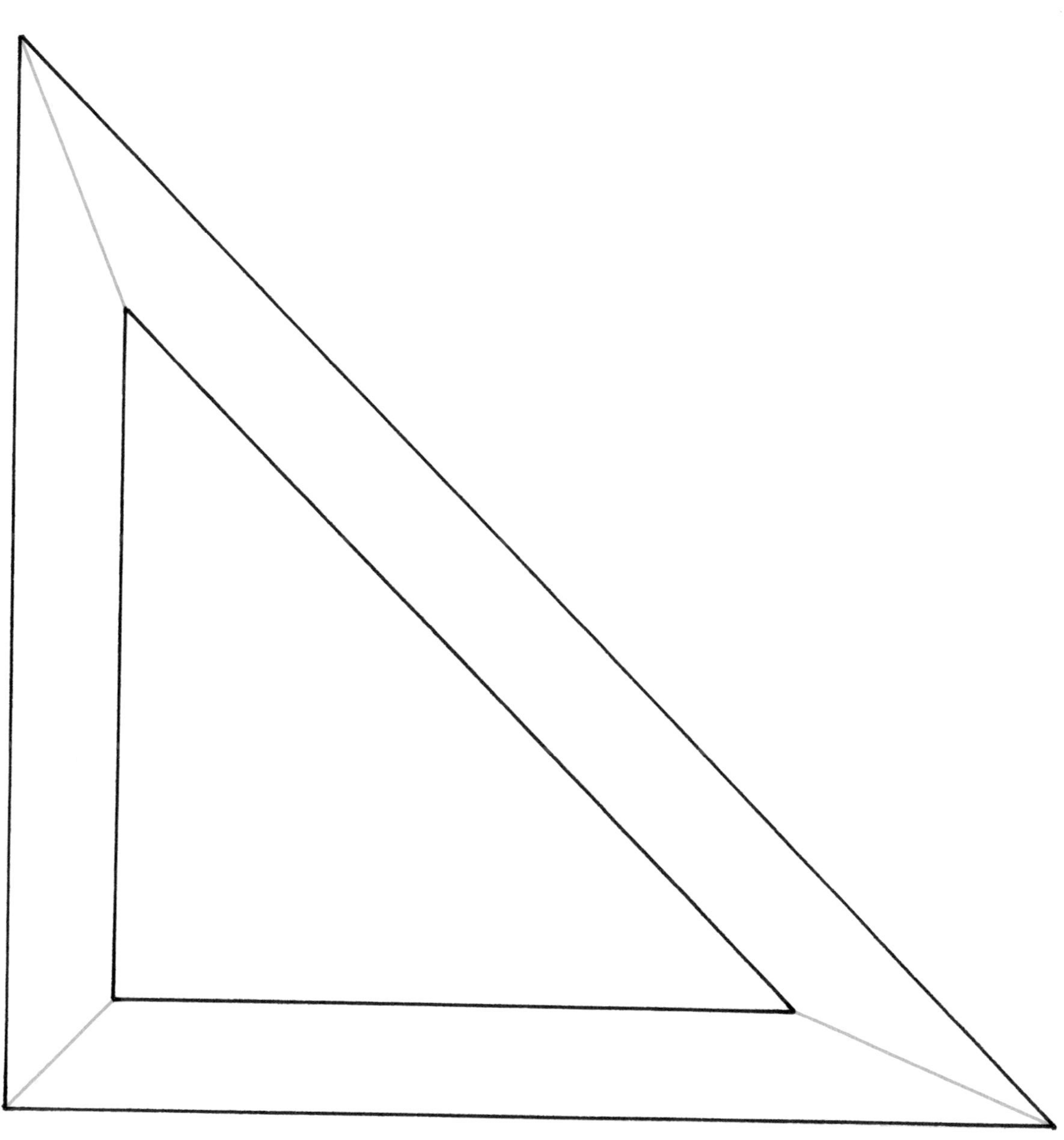

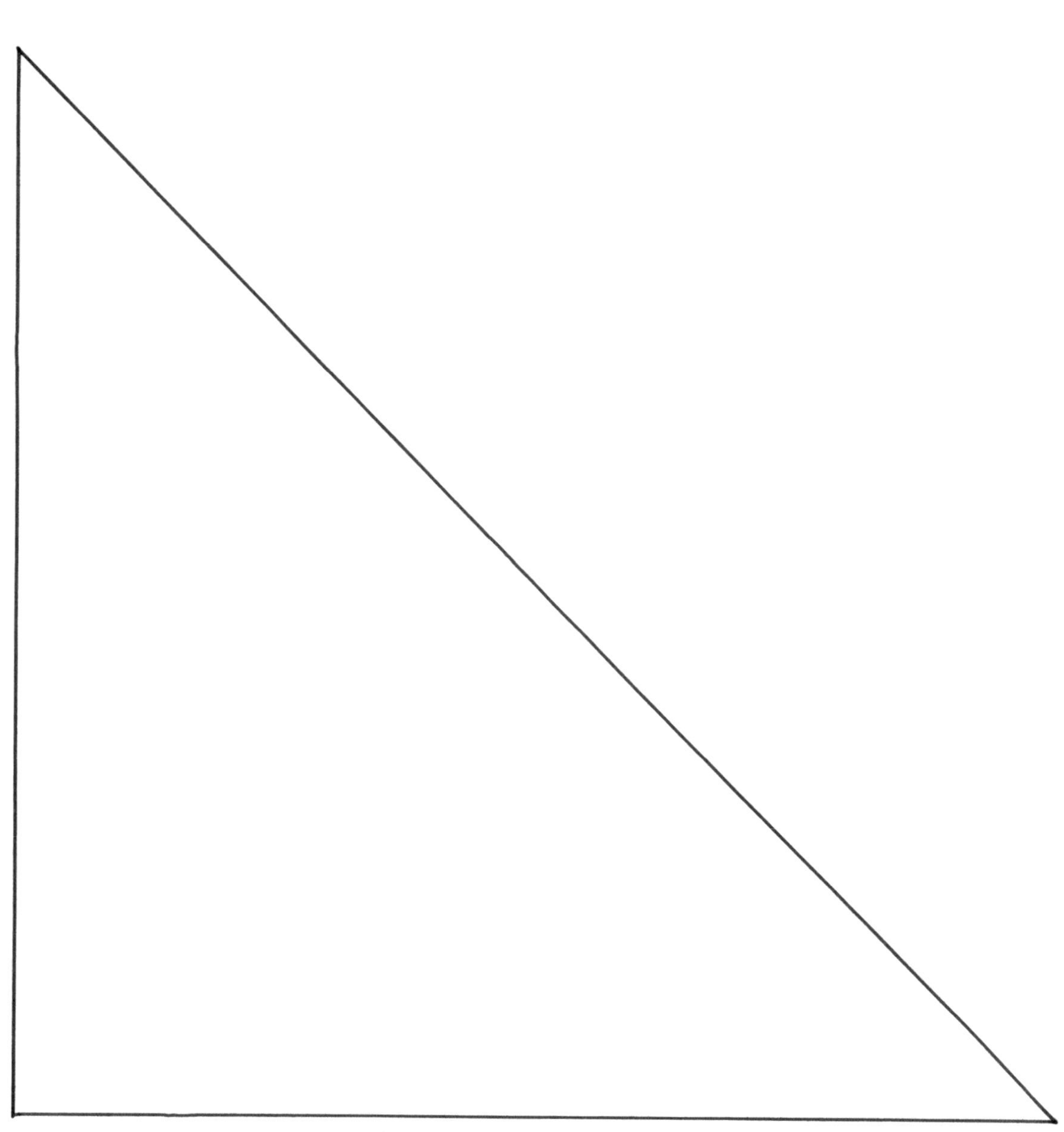

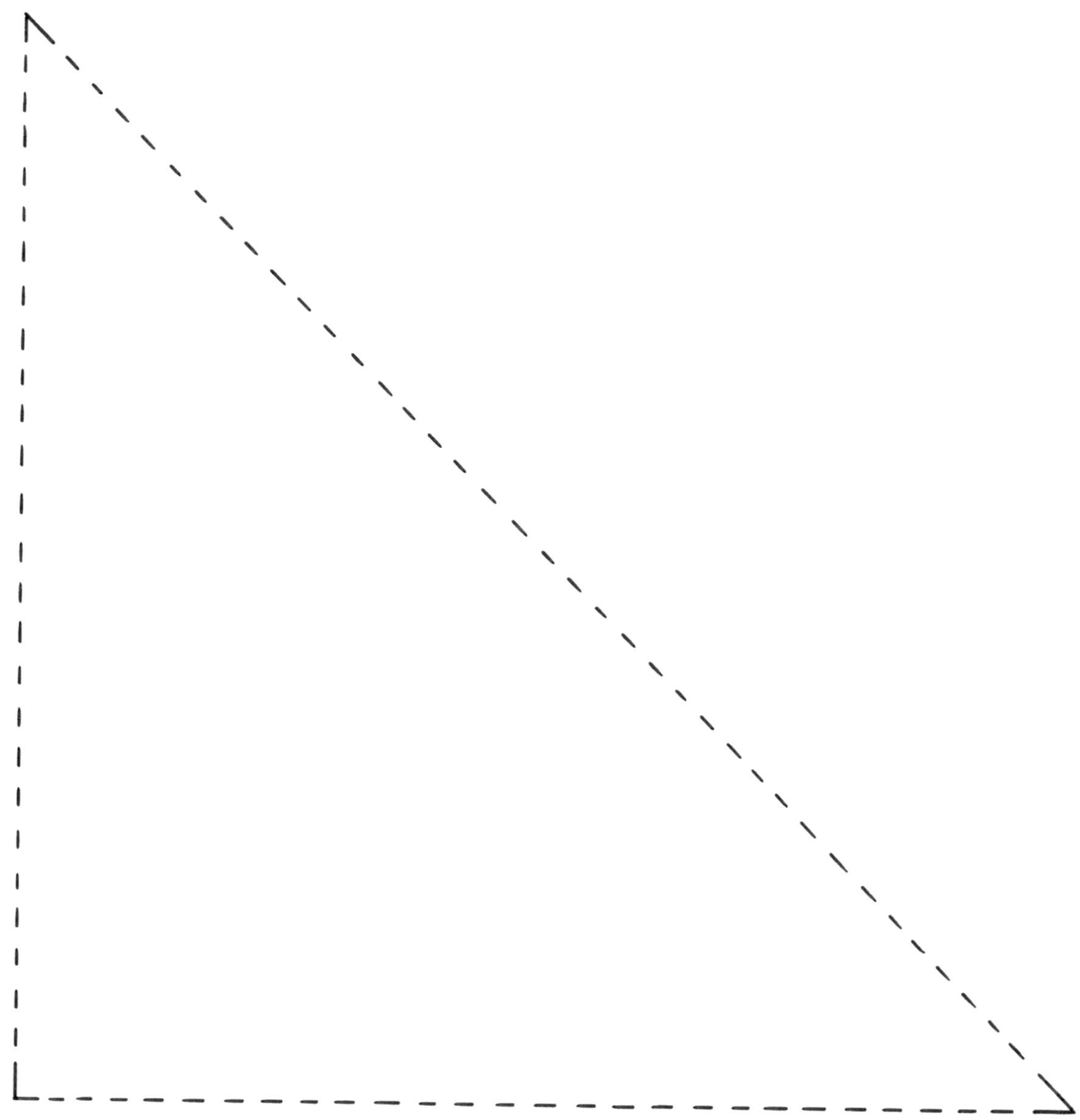

OBEN

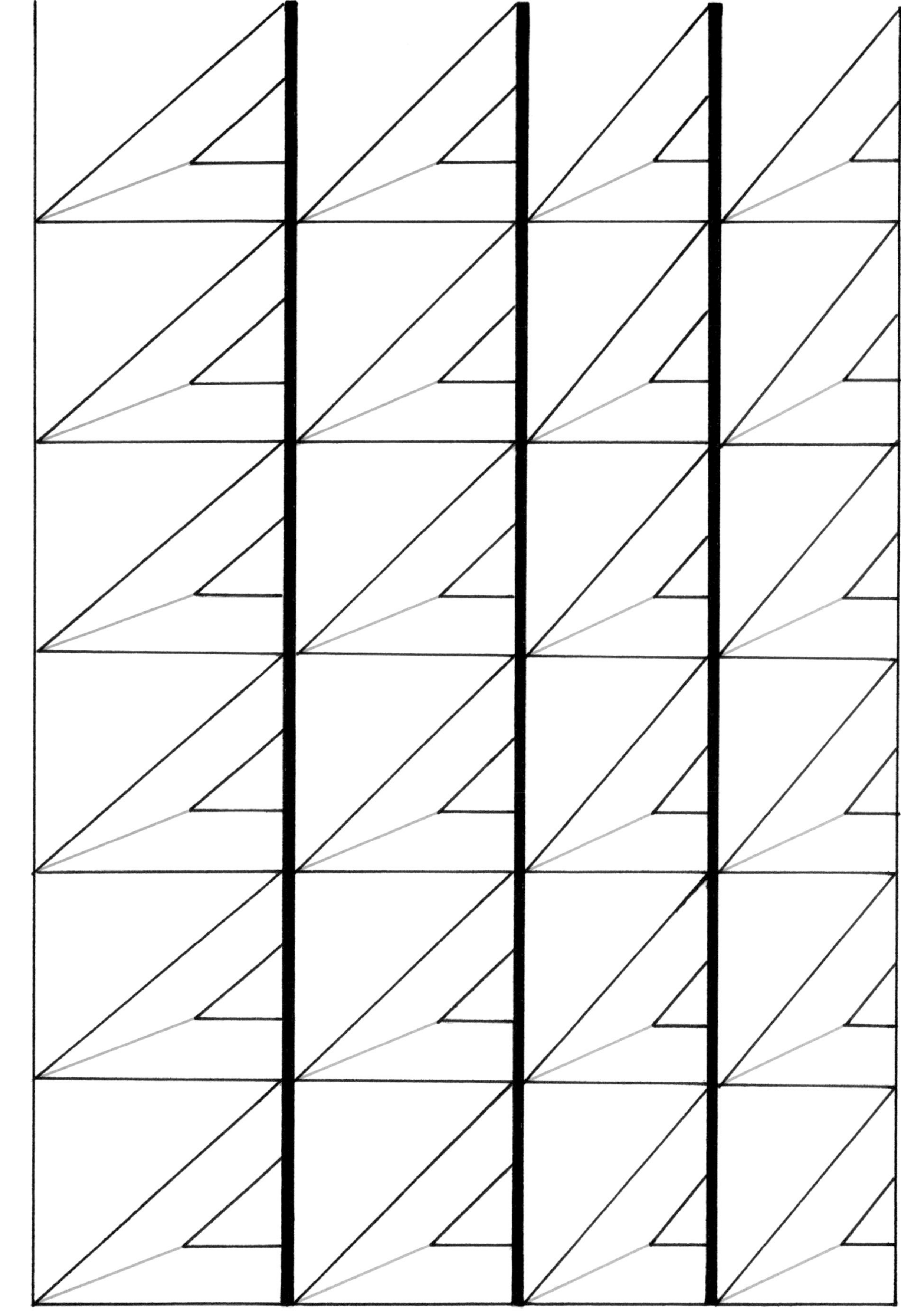

OBEN

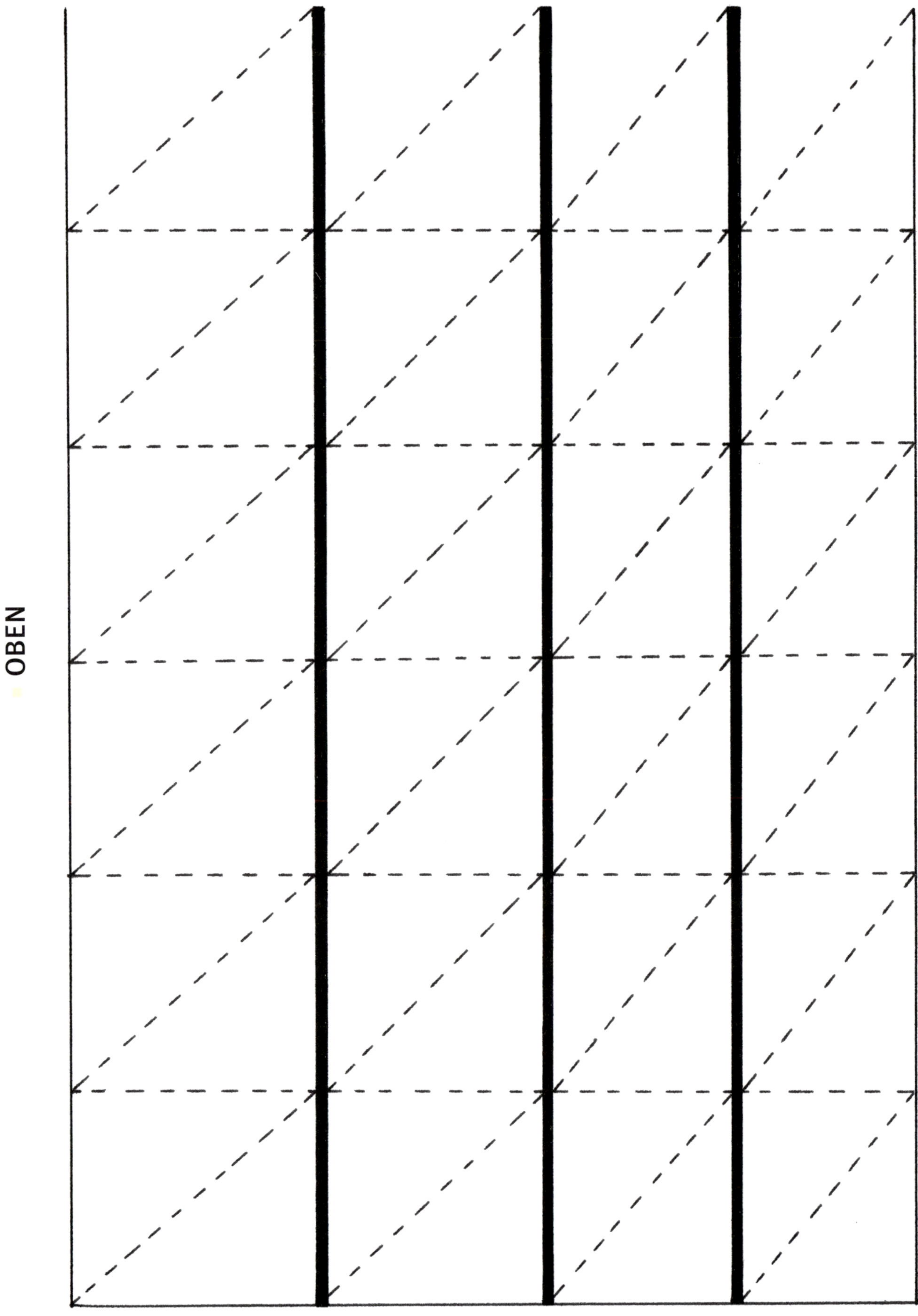
OBEN

OBEN

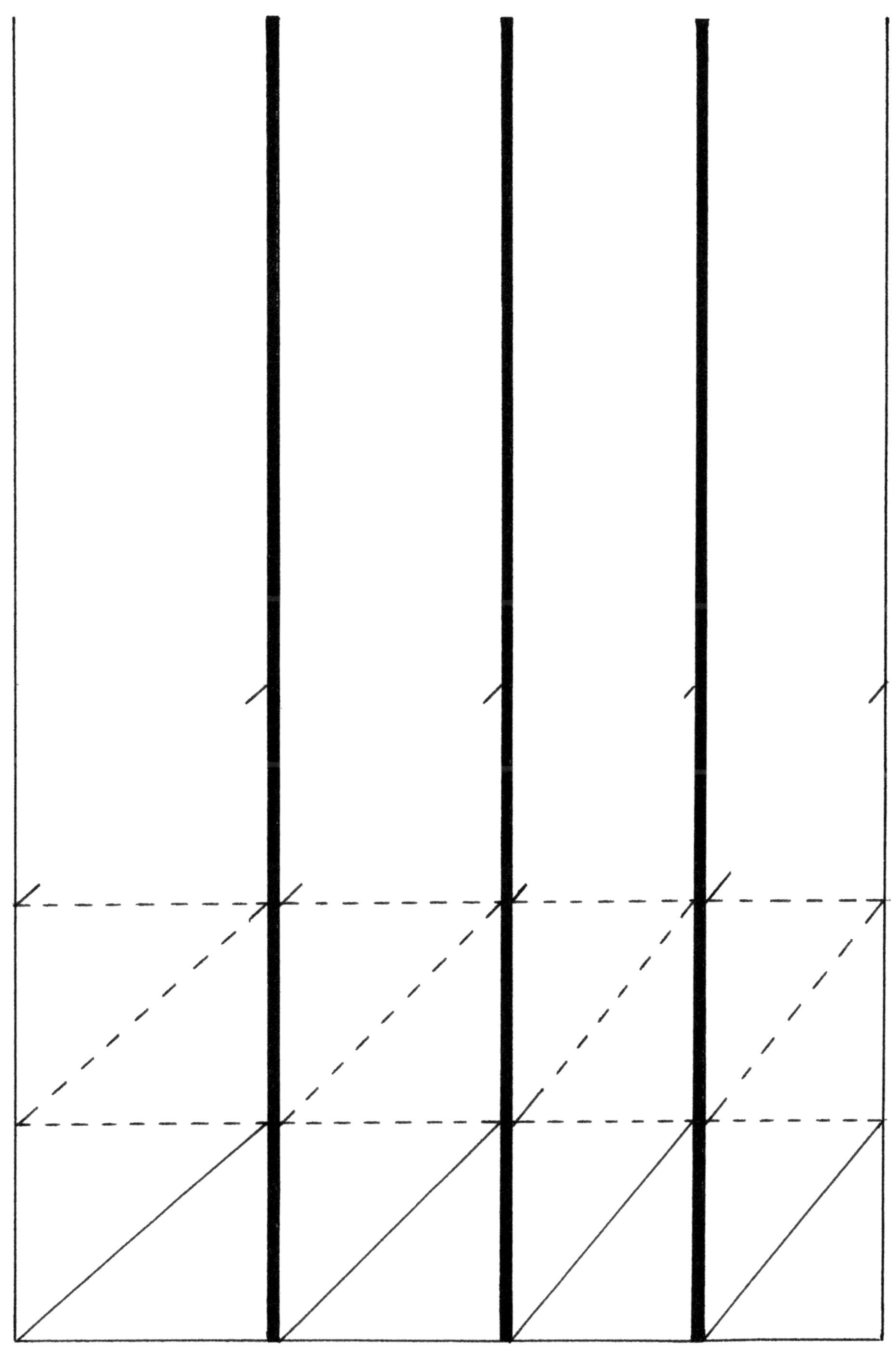

OBEN

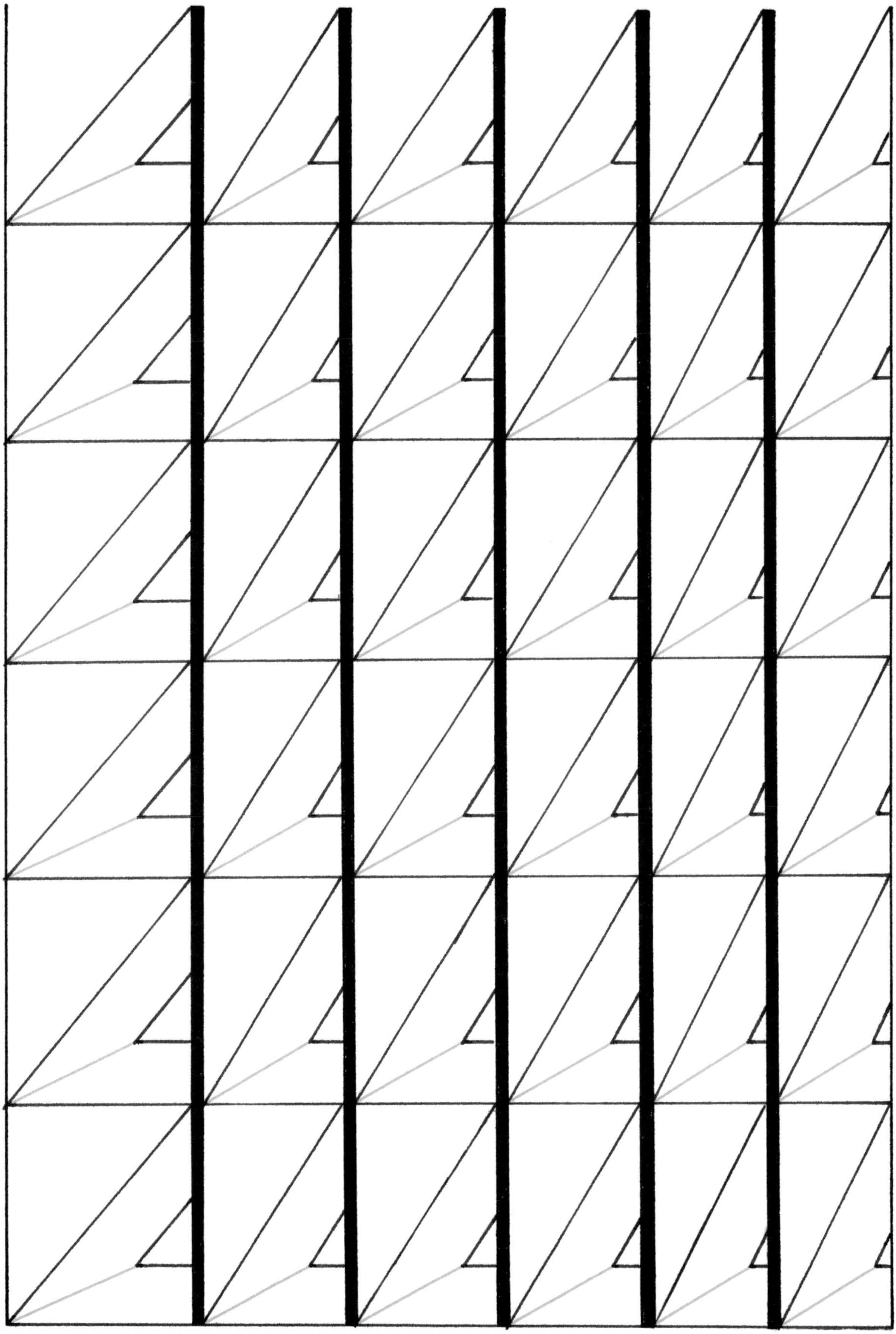

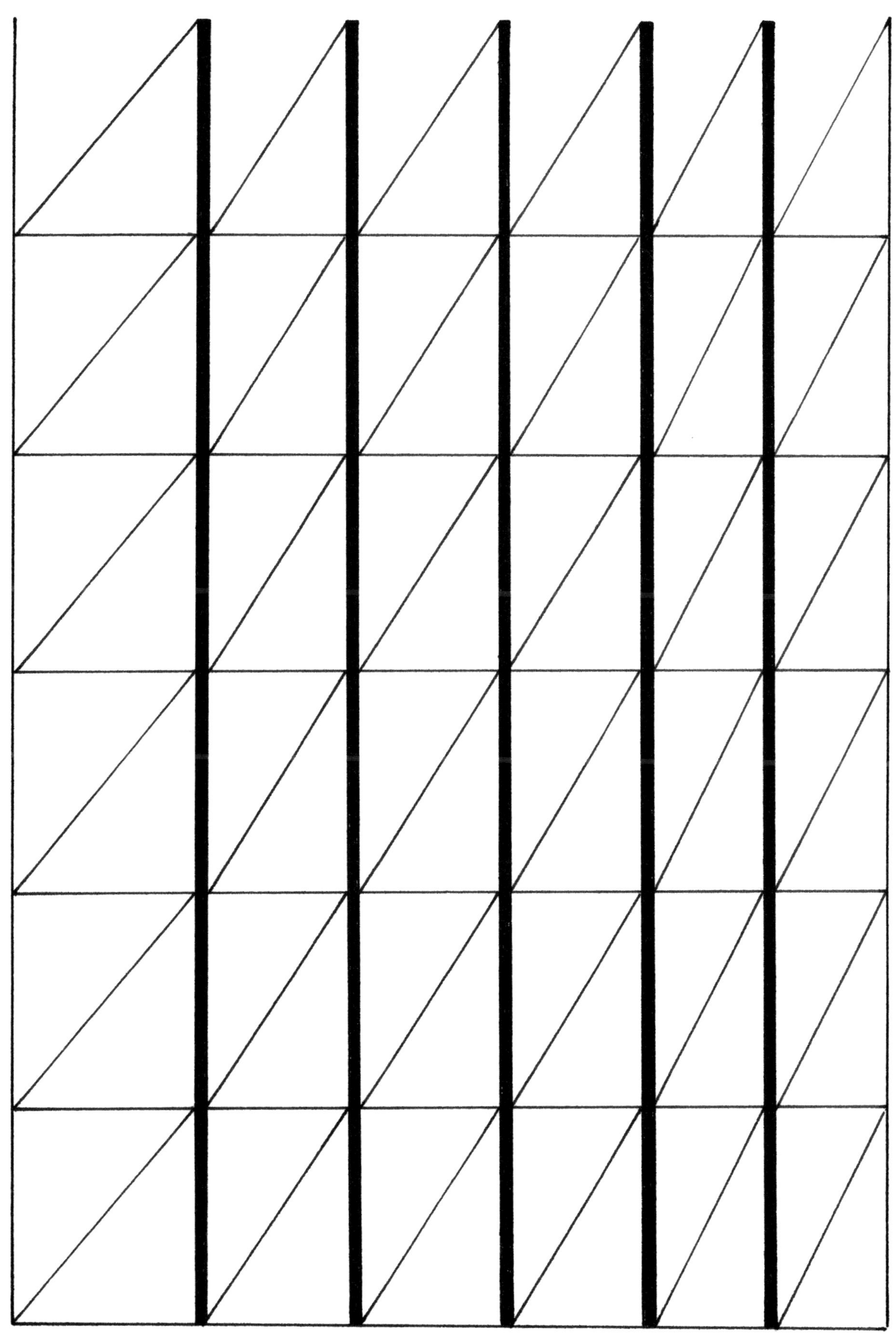
OBEN

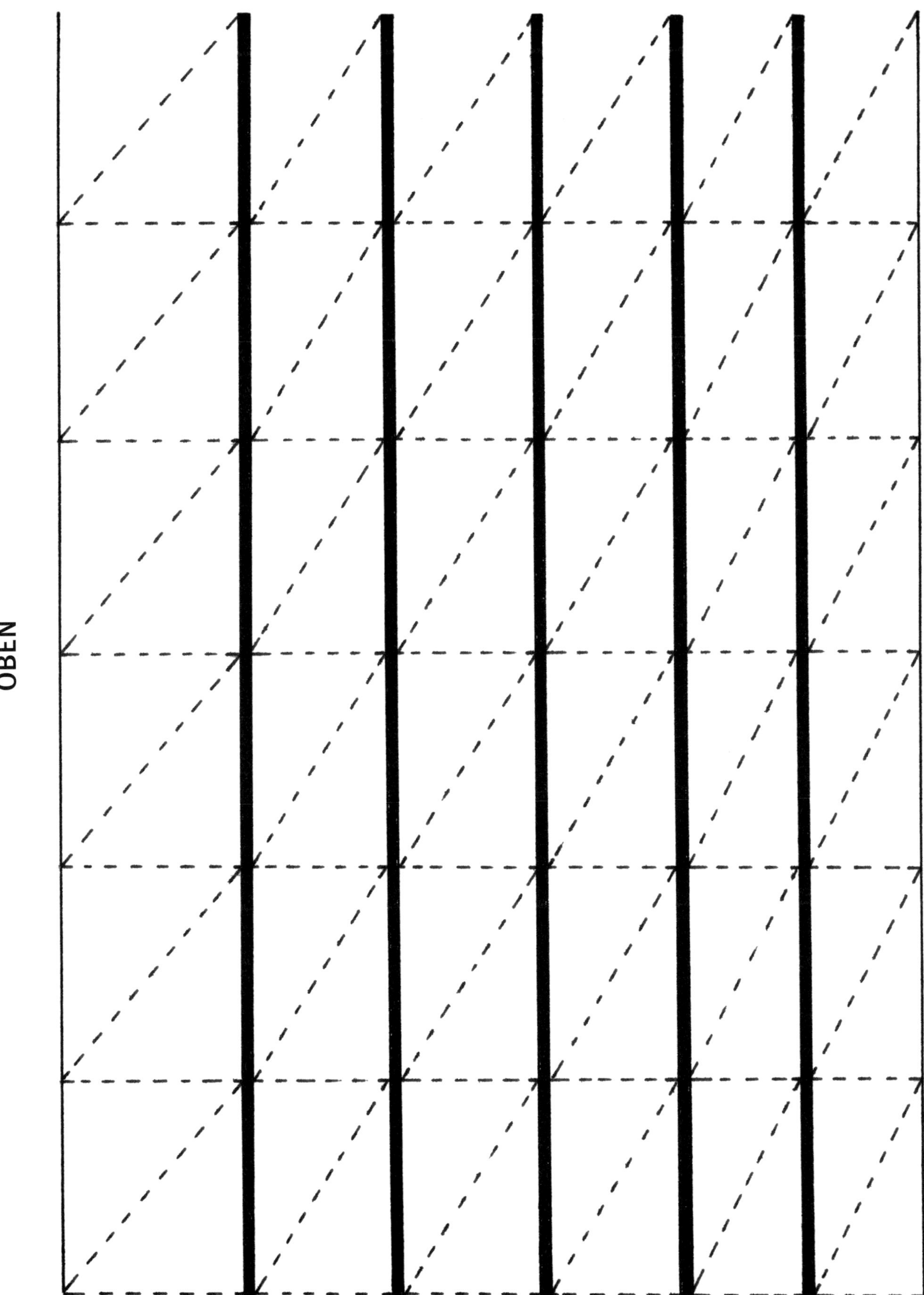
OBEN

OBEN

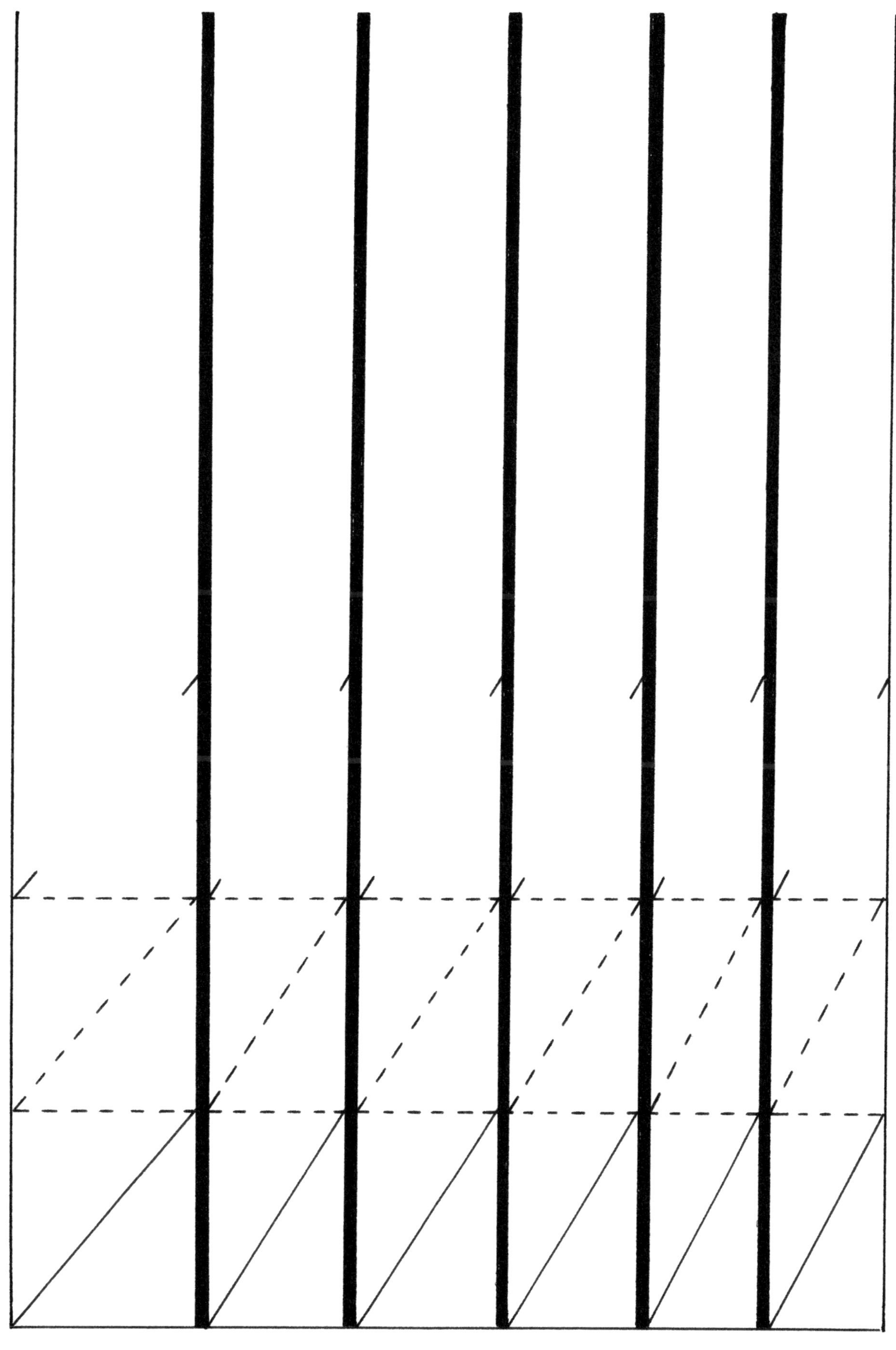

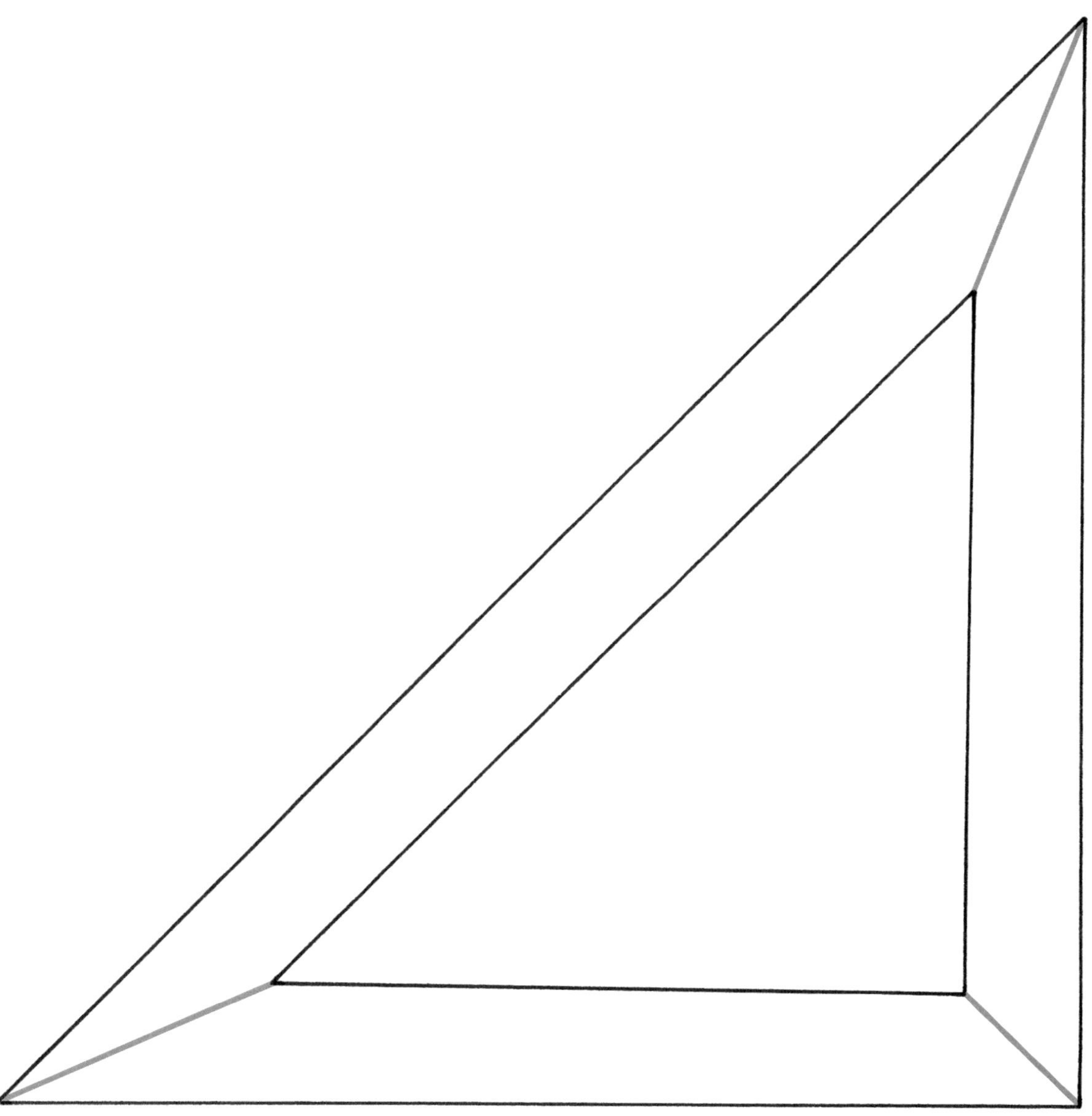

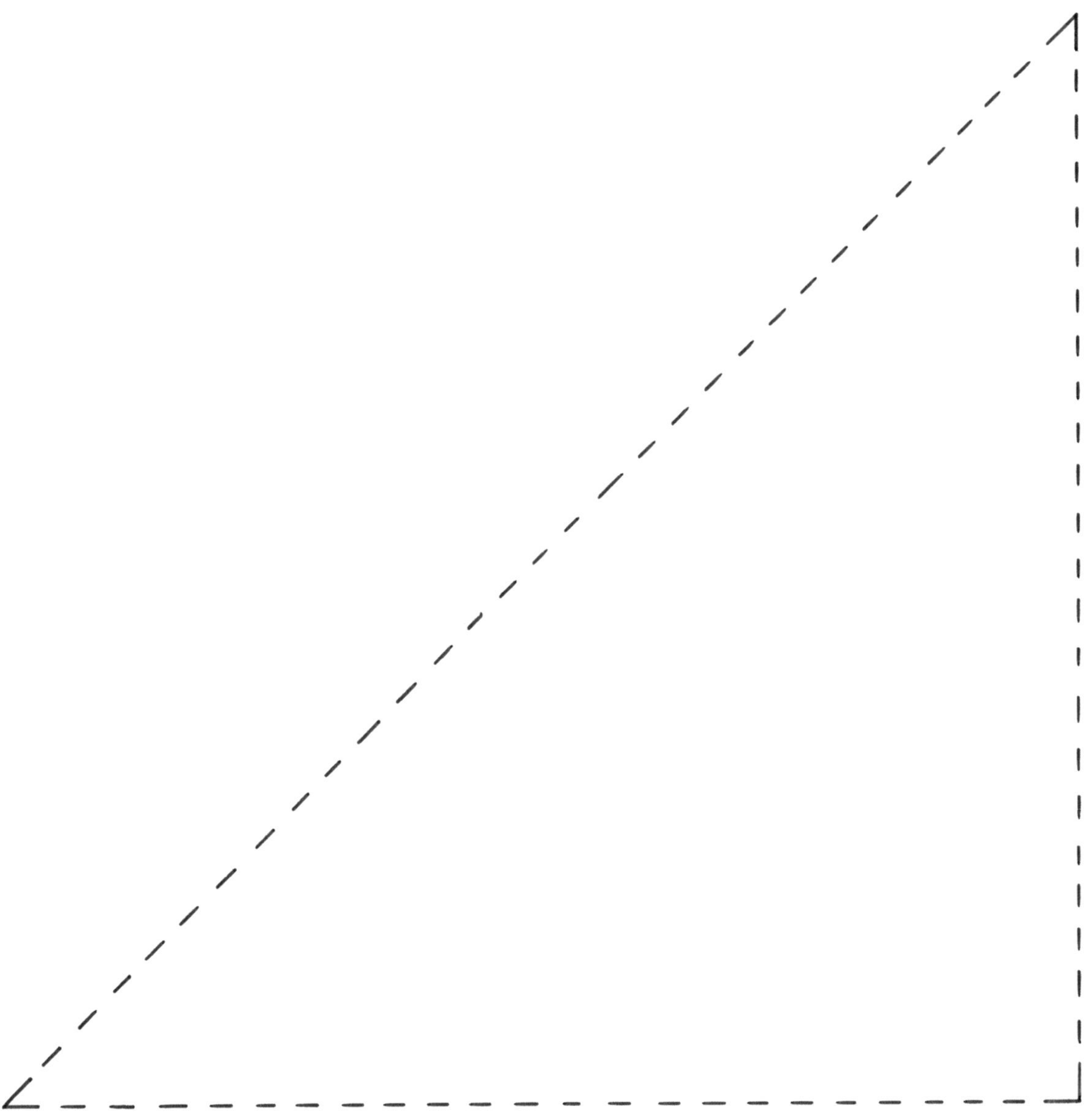

OBEN

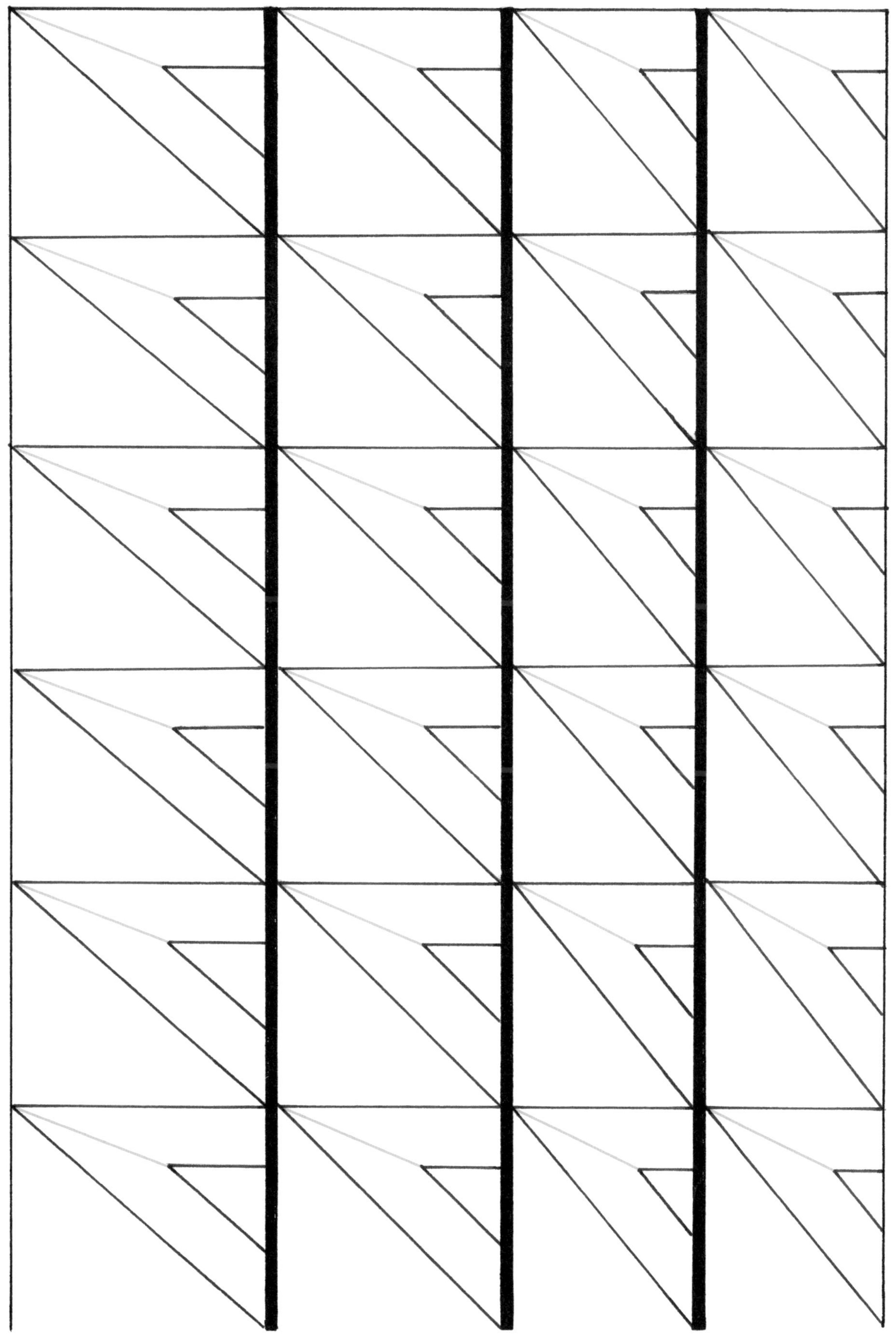

OBEN

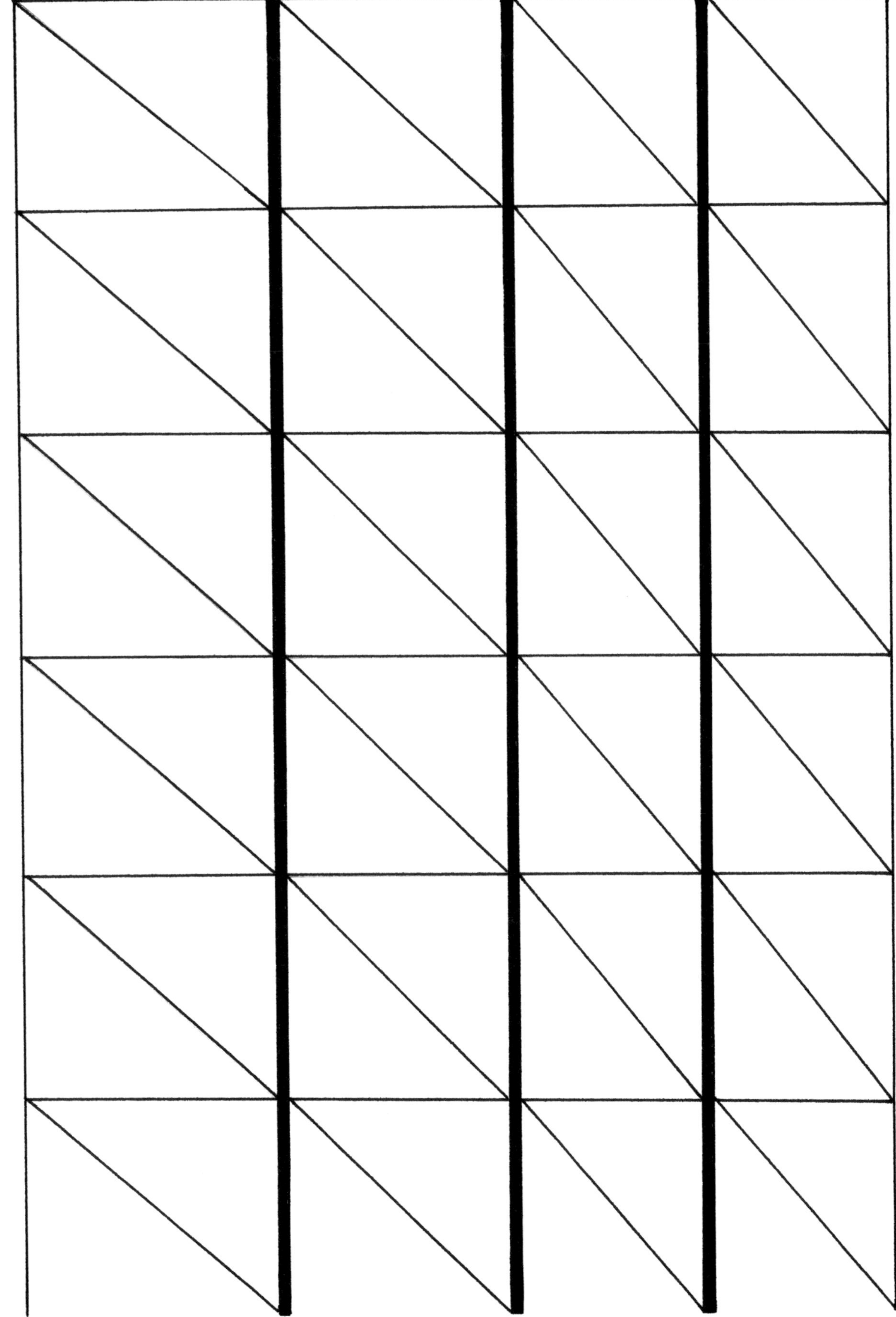

OBEN

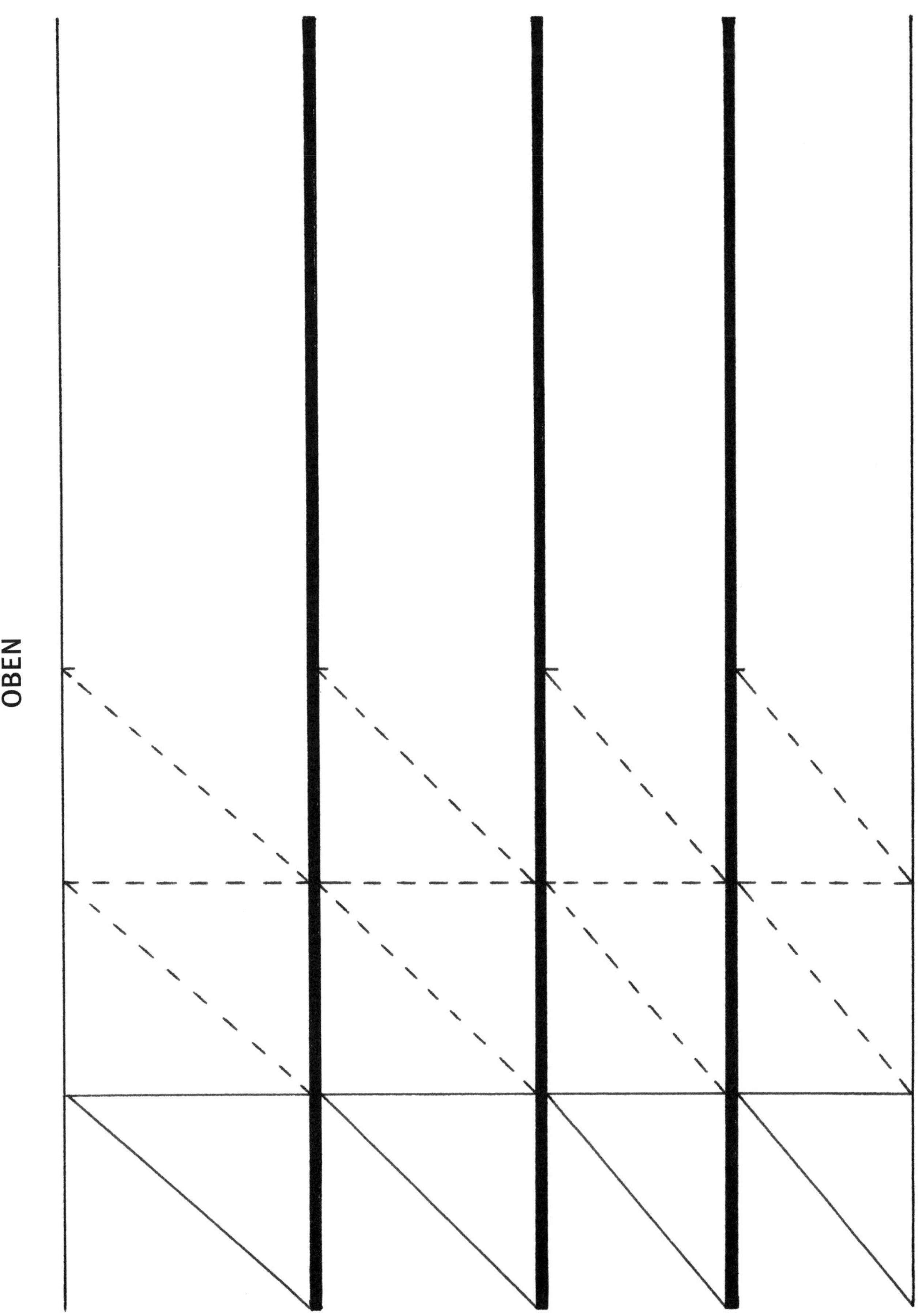
OBEN

OBEN

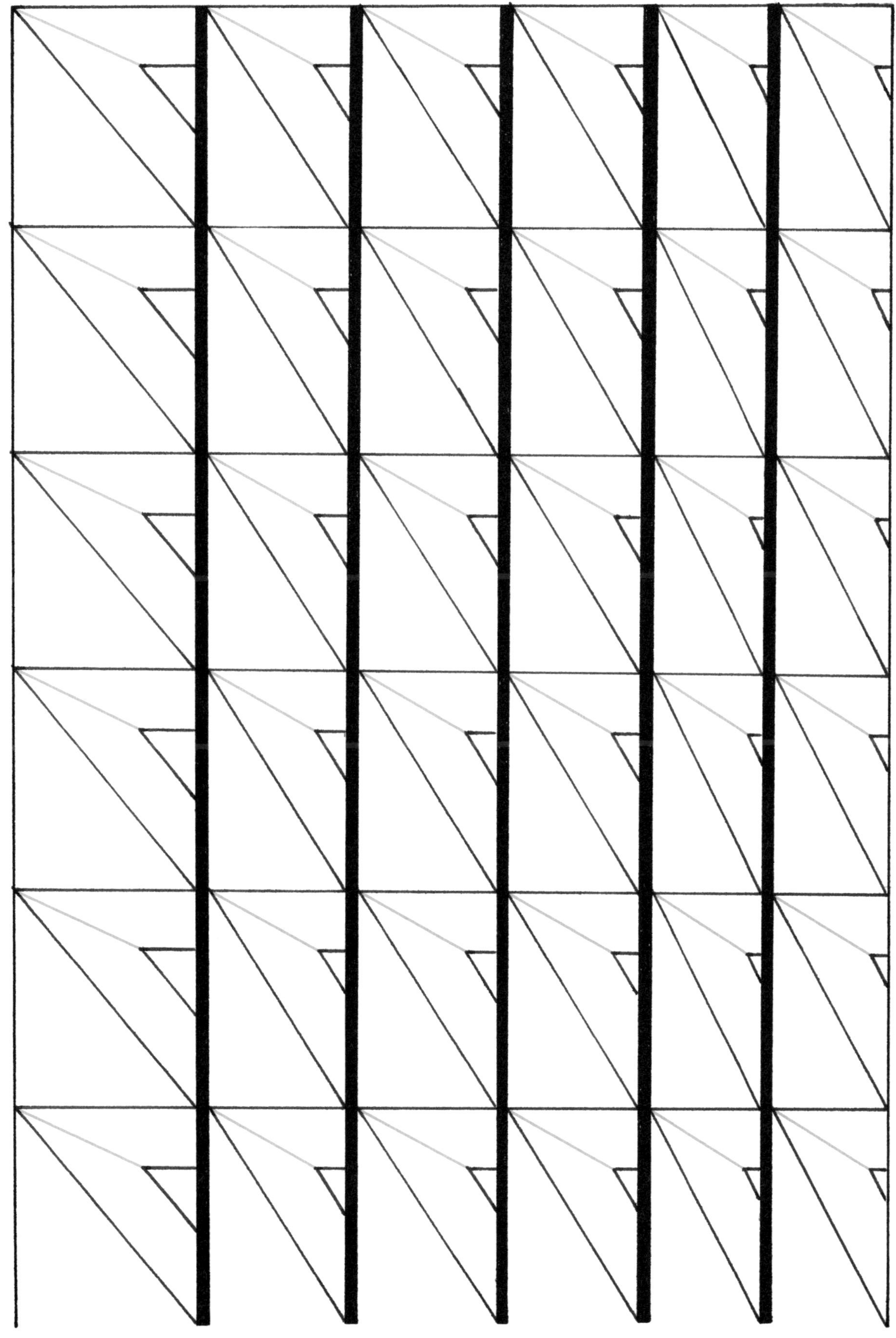

OBEN

OBEN

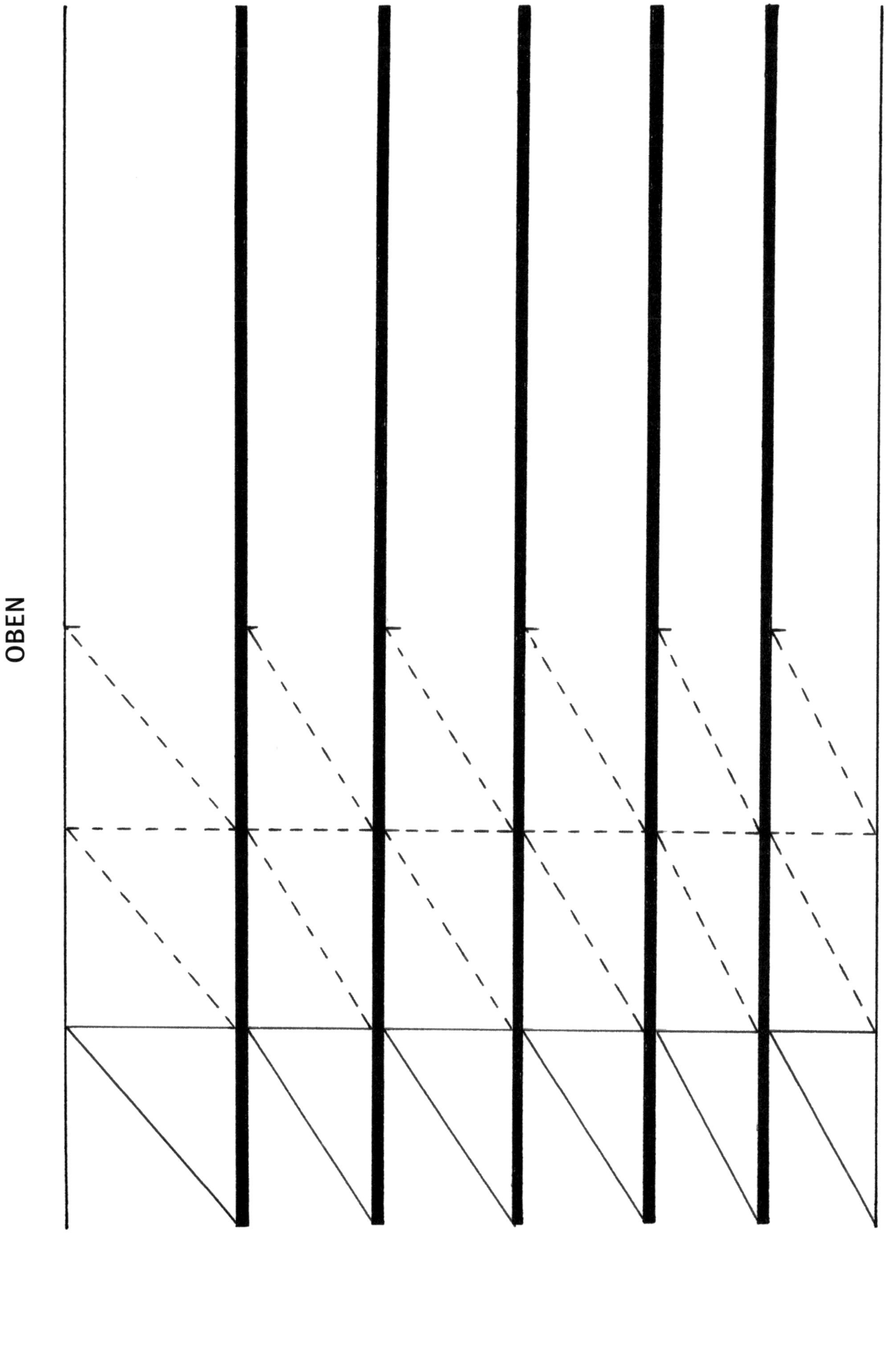

OBEN

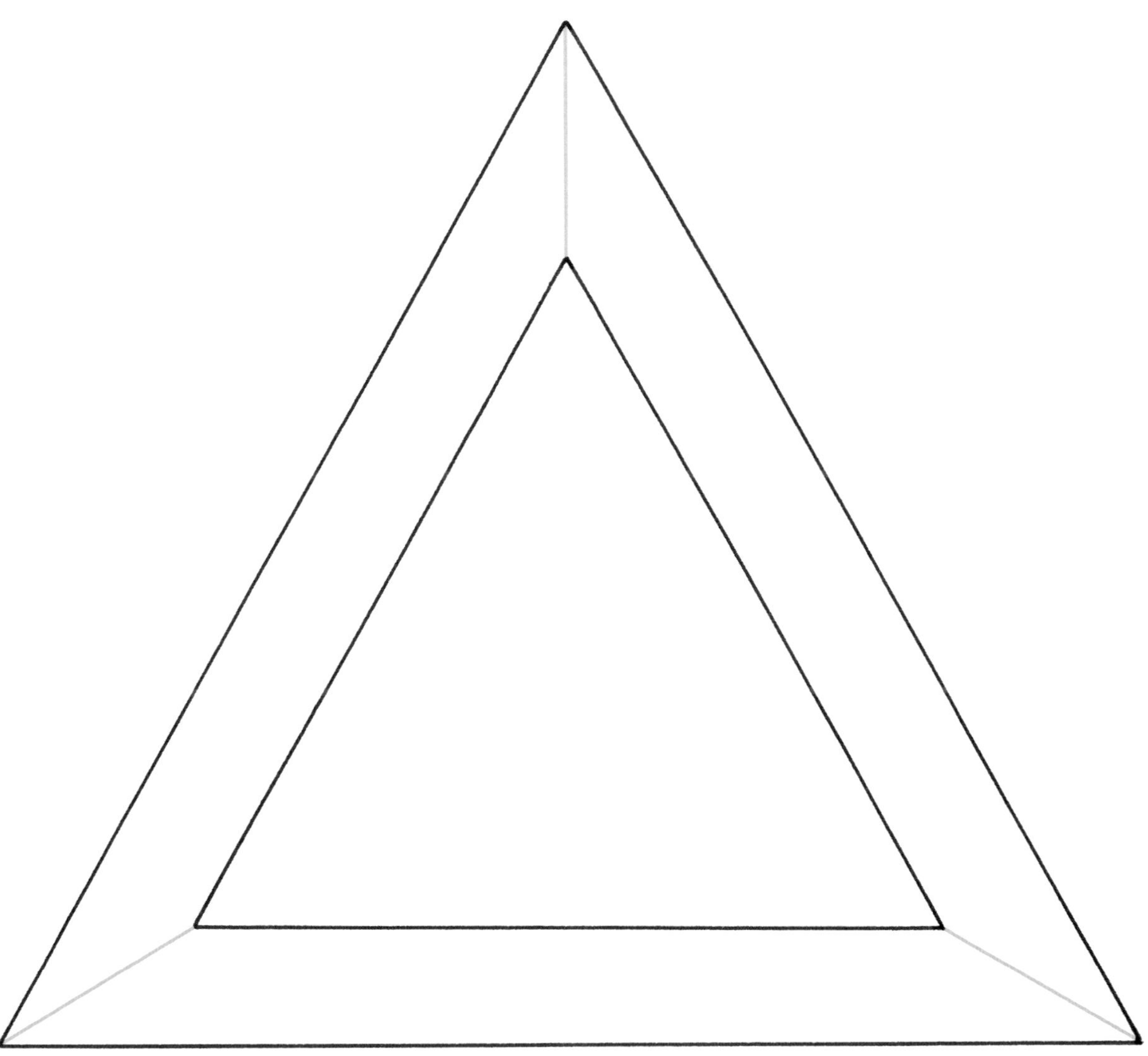

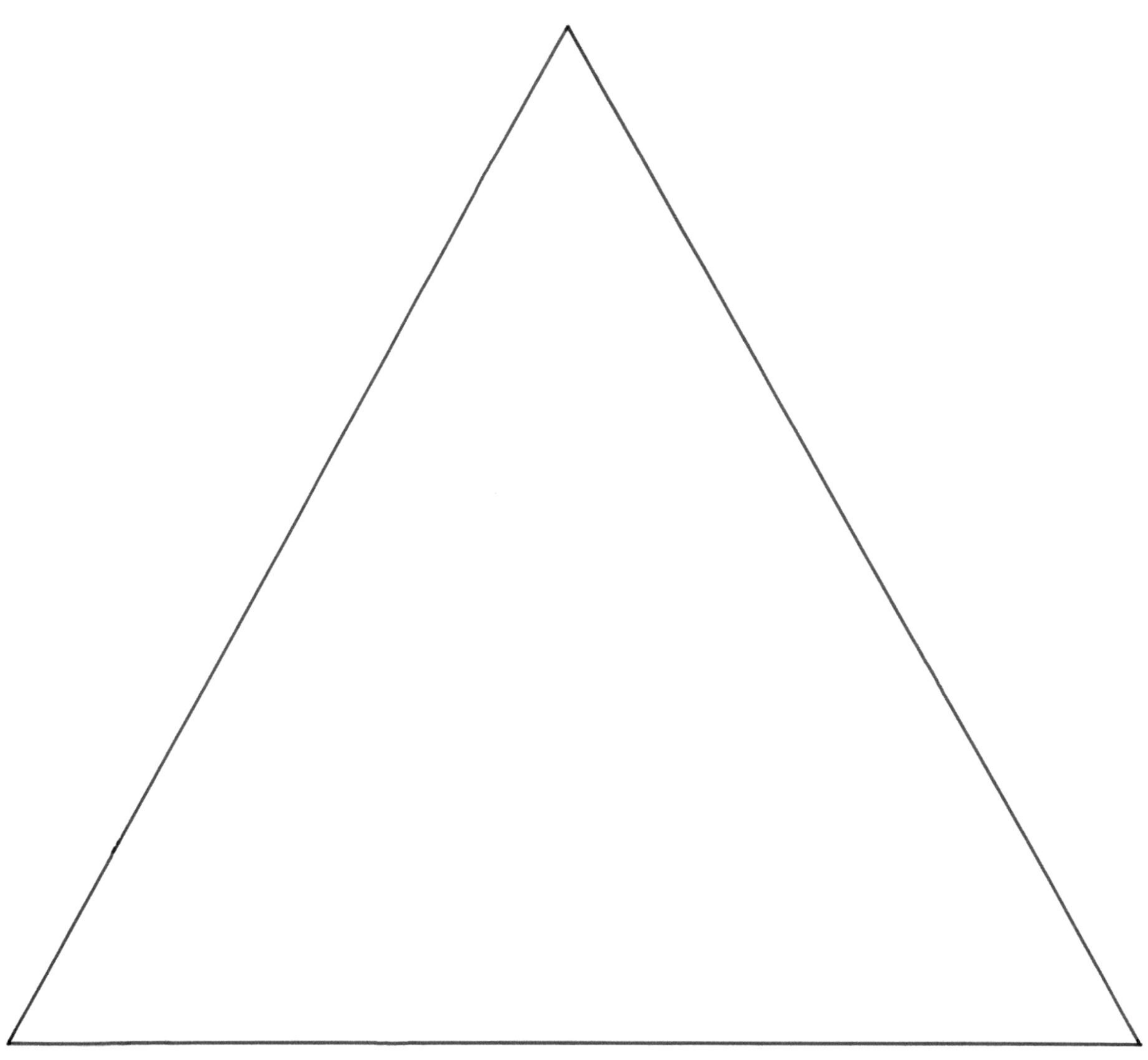

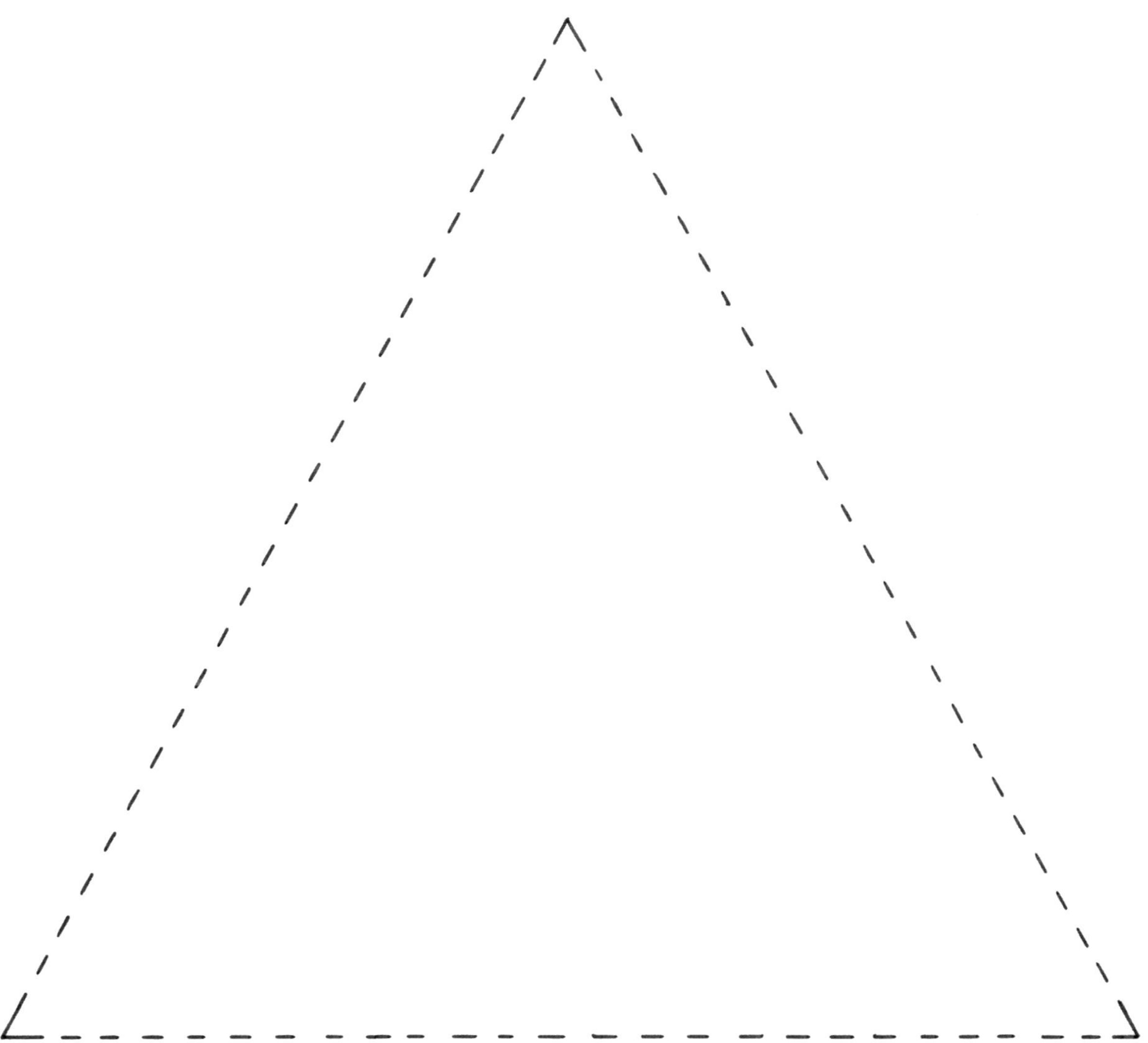

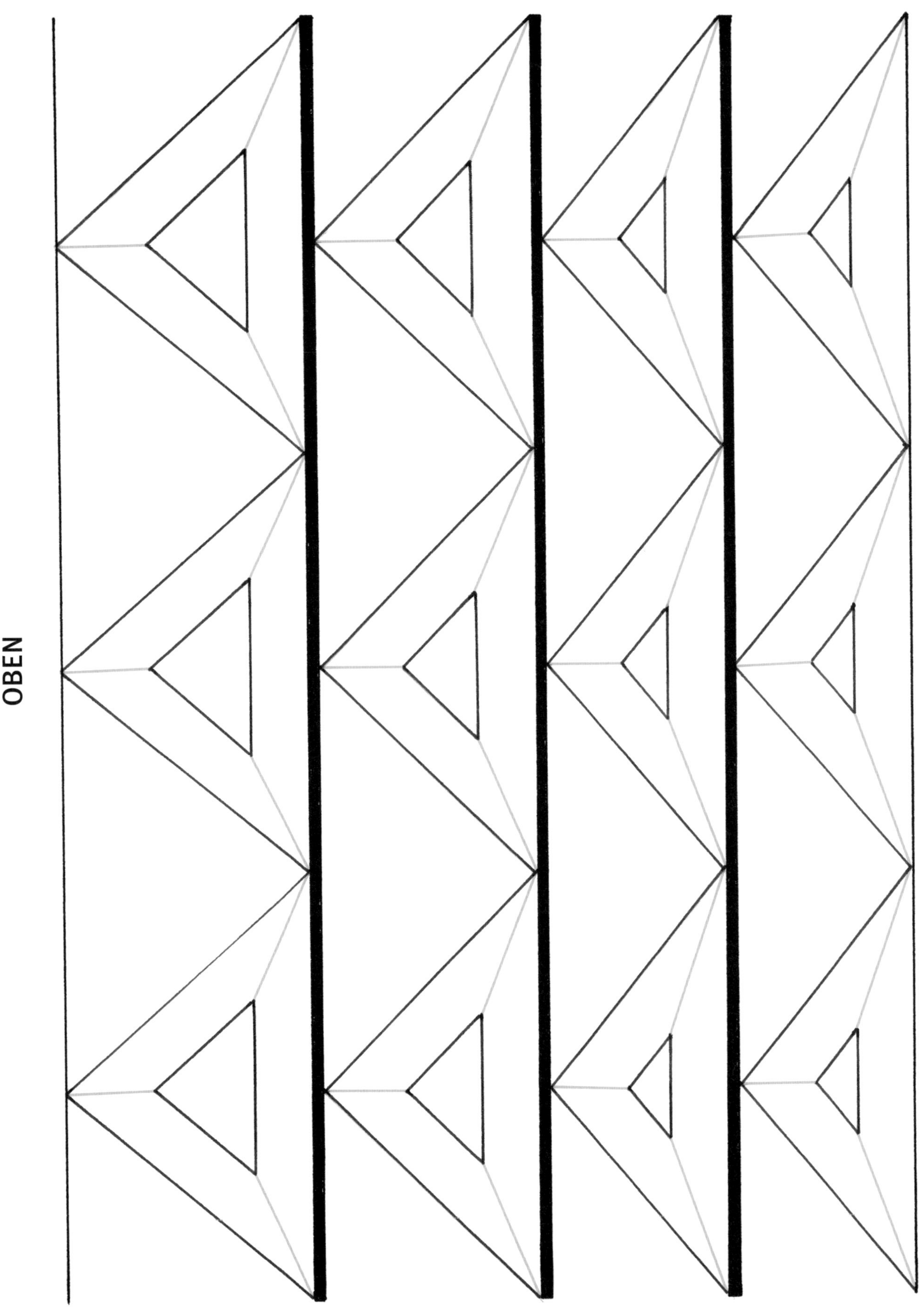
OBEN

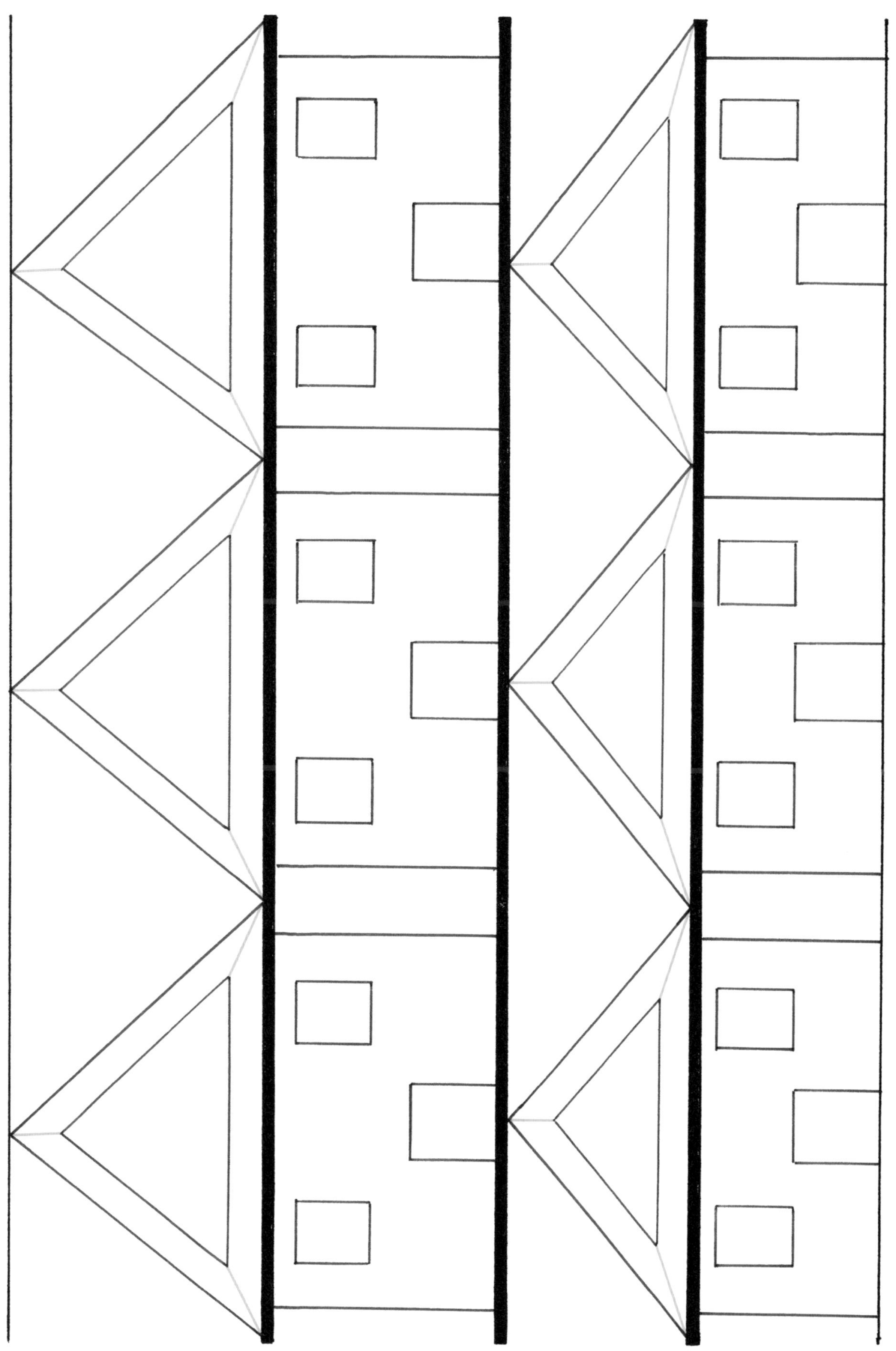

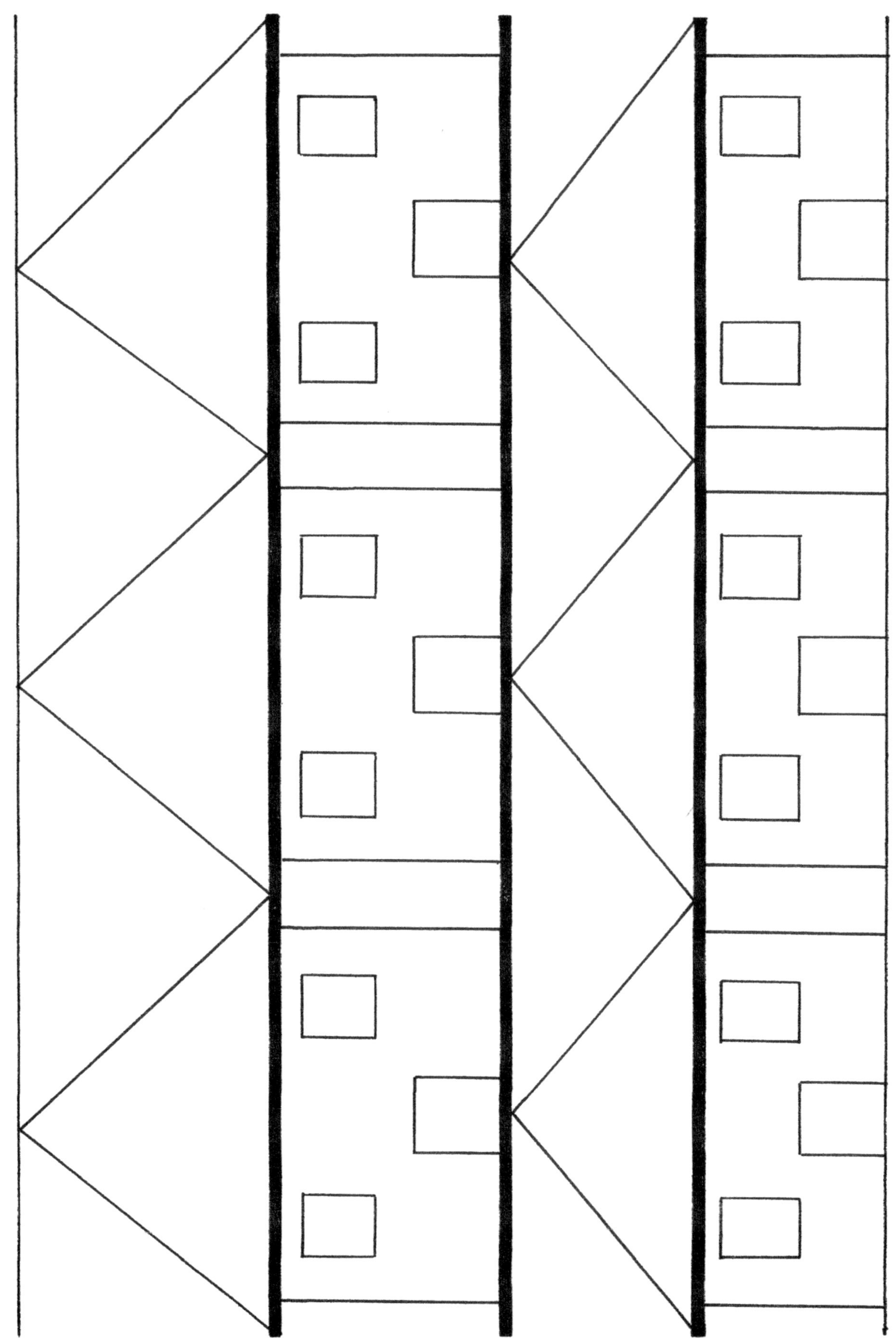

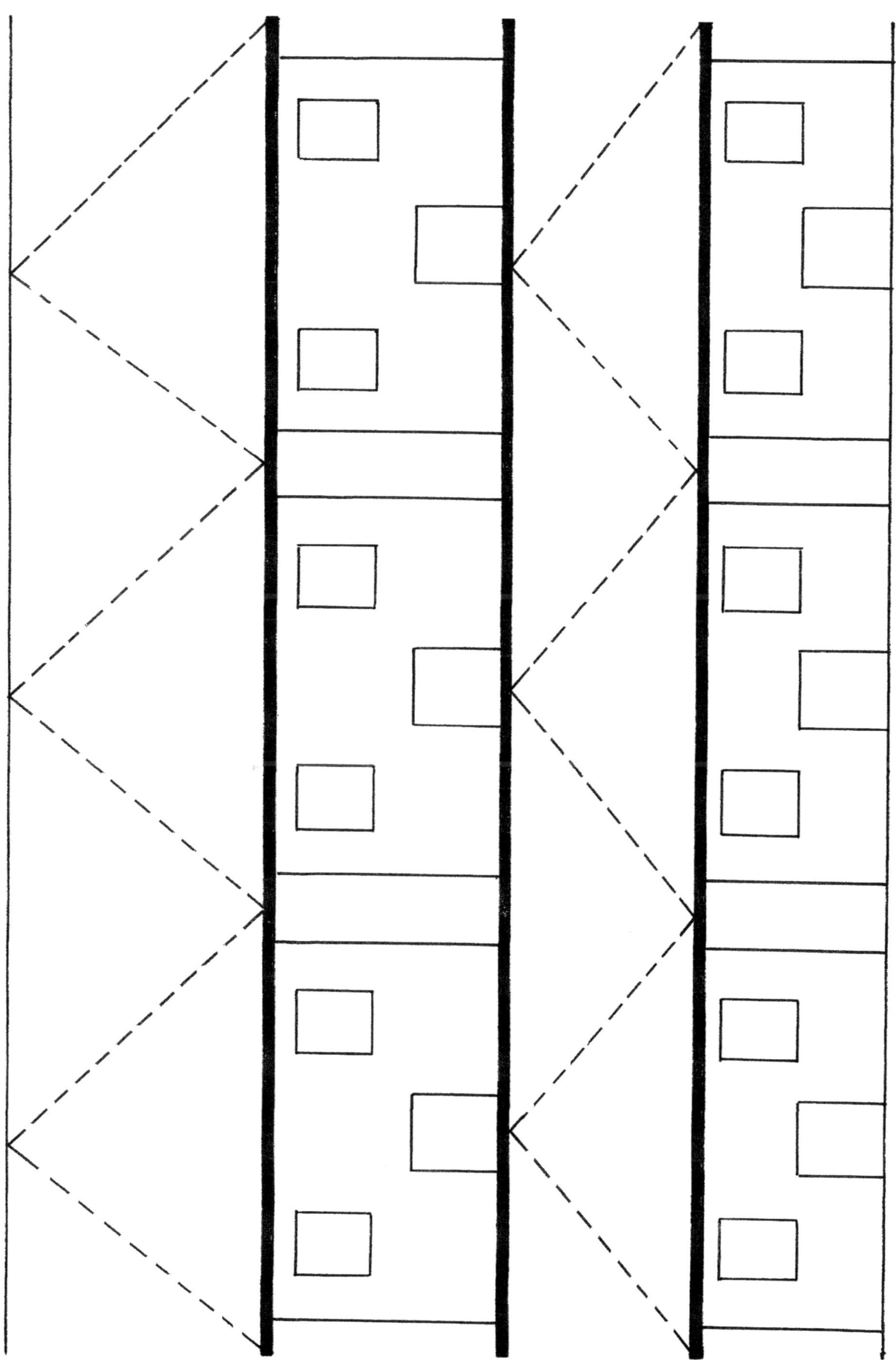

OBEN

OBEN

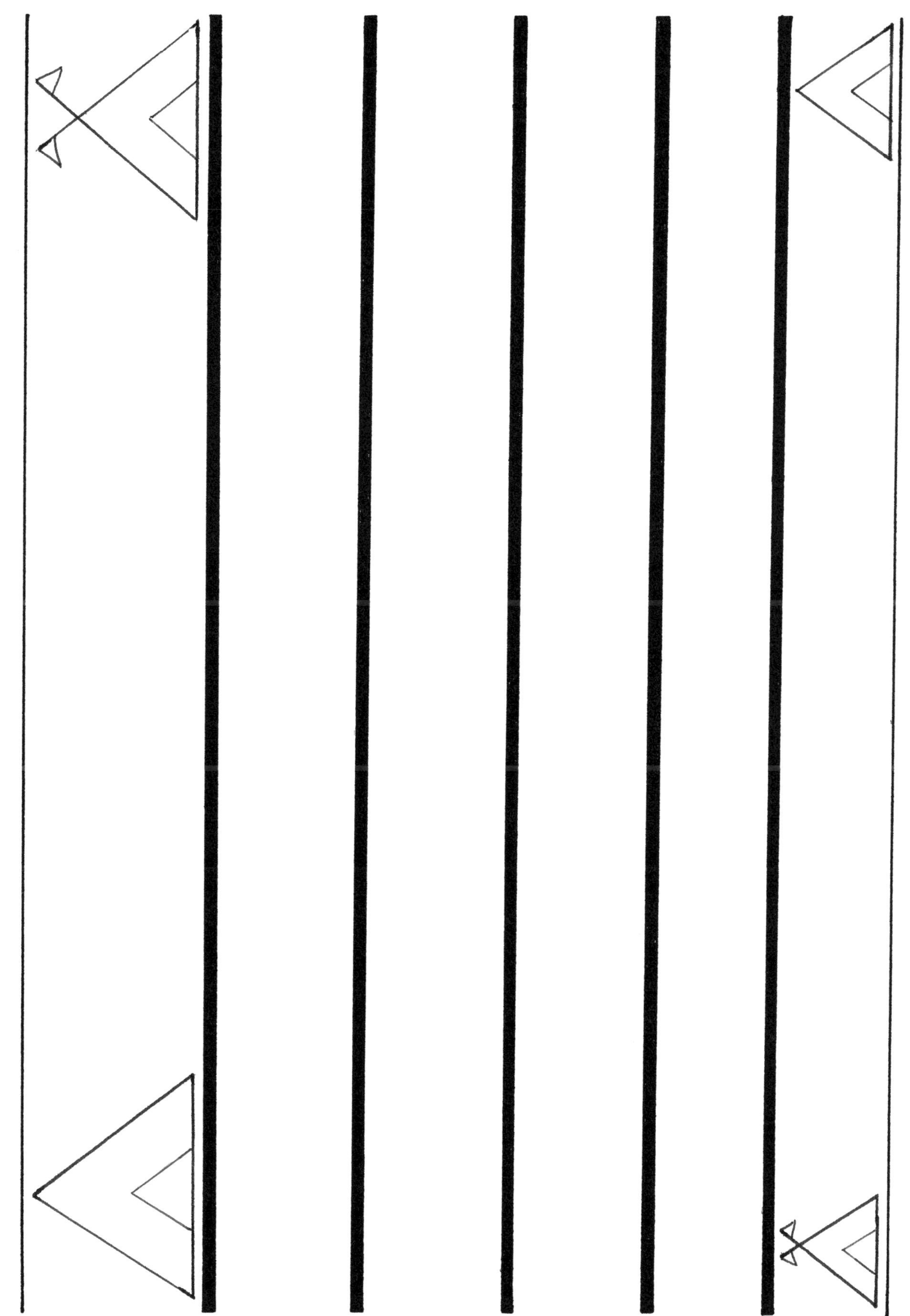

OBEN

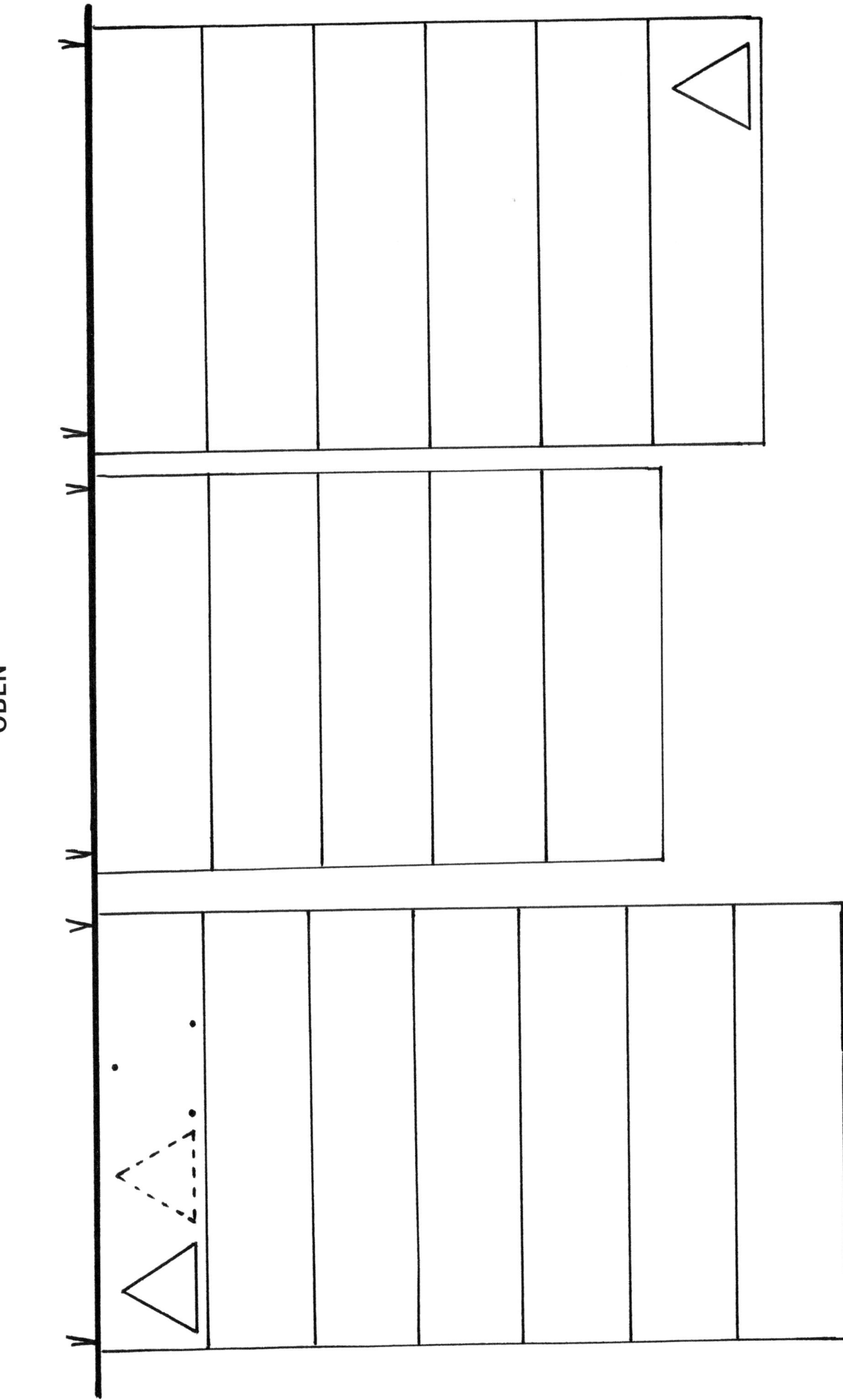

OBEN

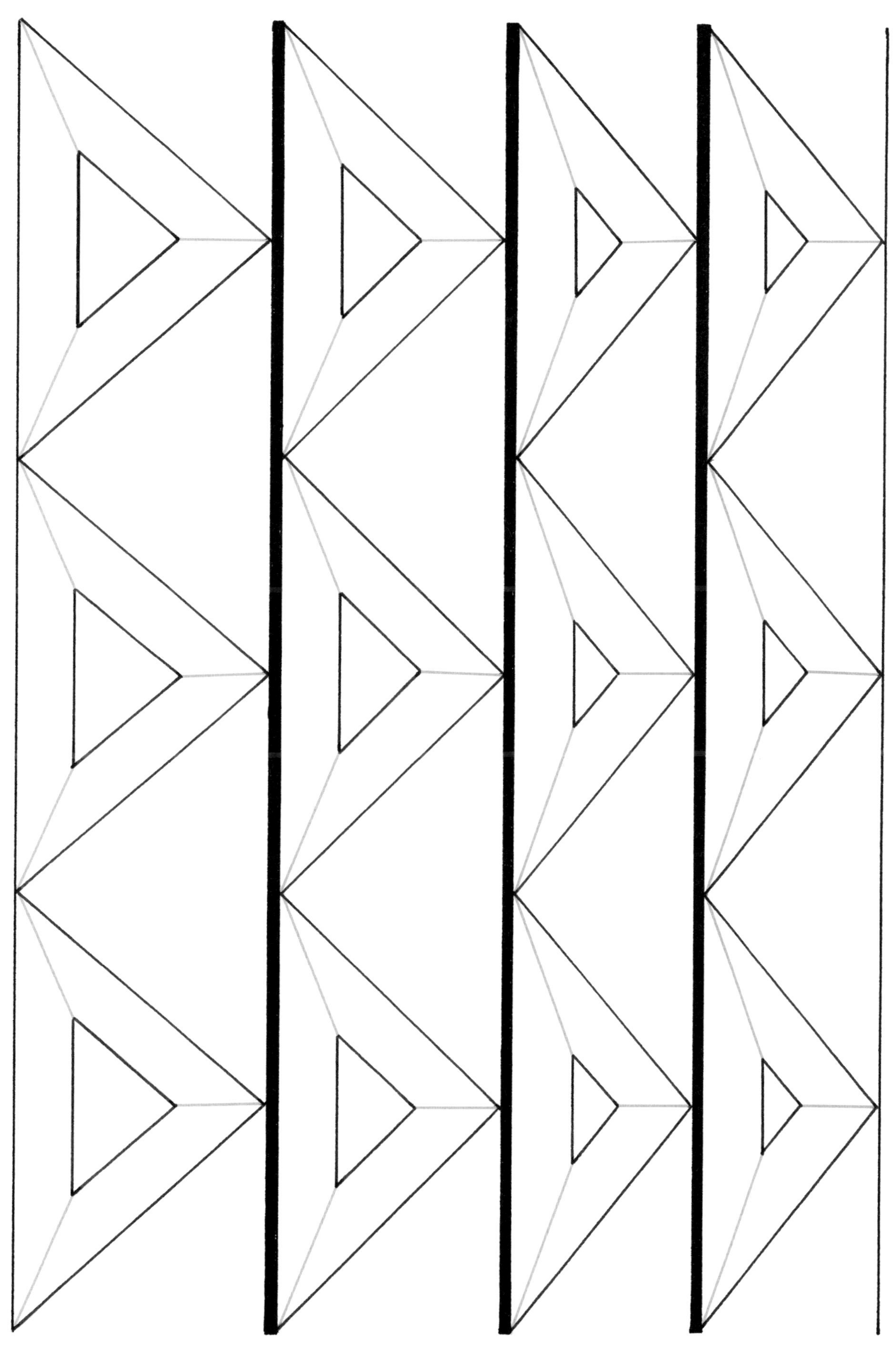

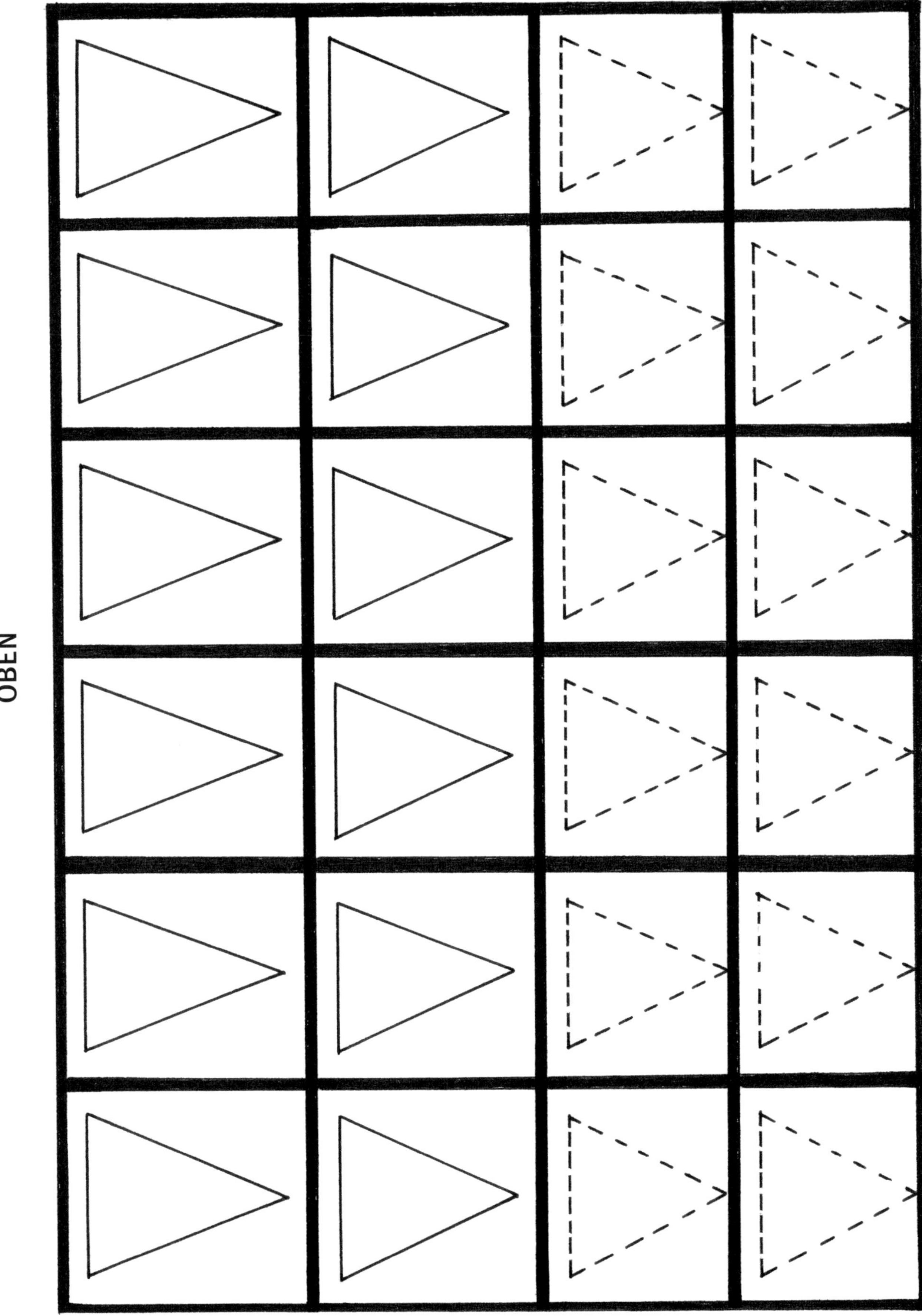
OBEN

OBEN

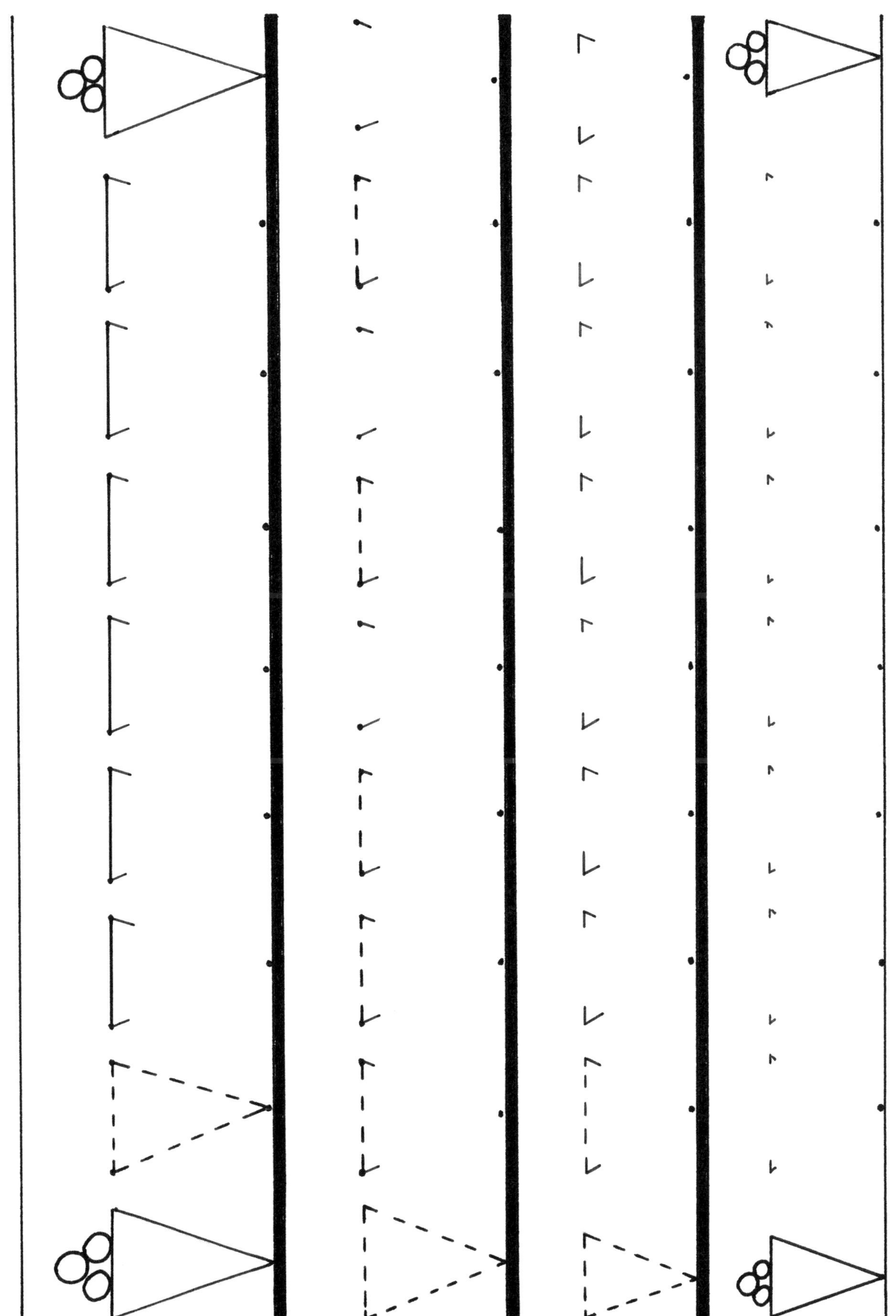

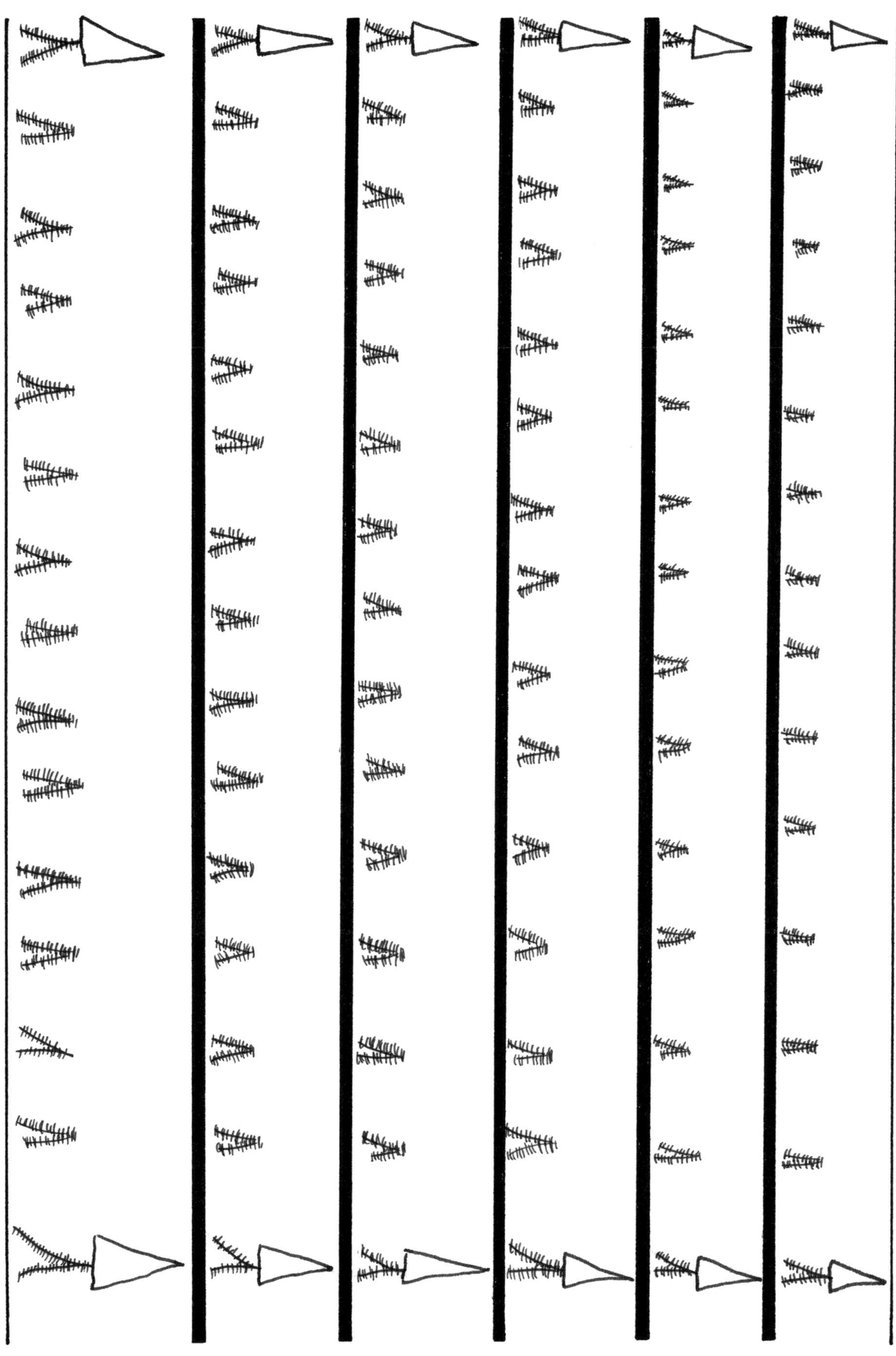
OBEN

OBEN

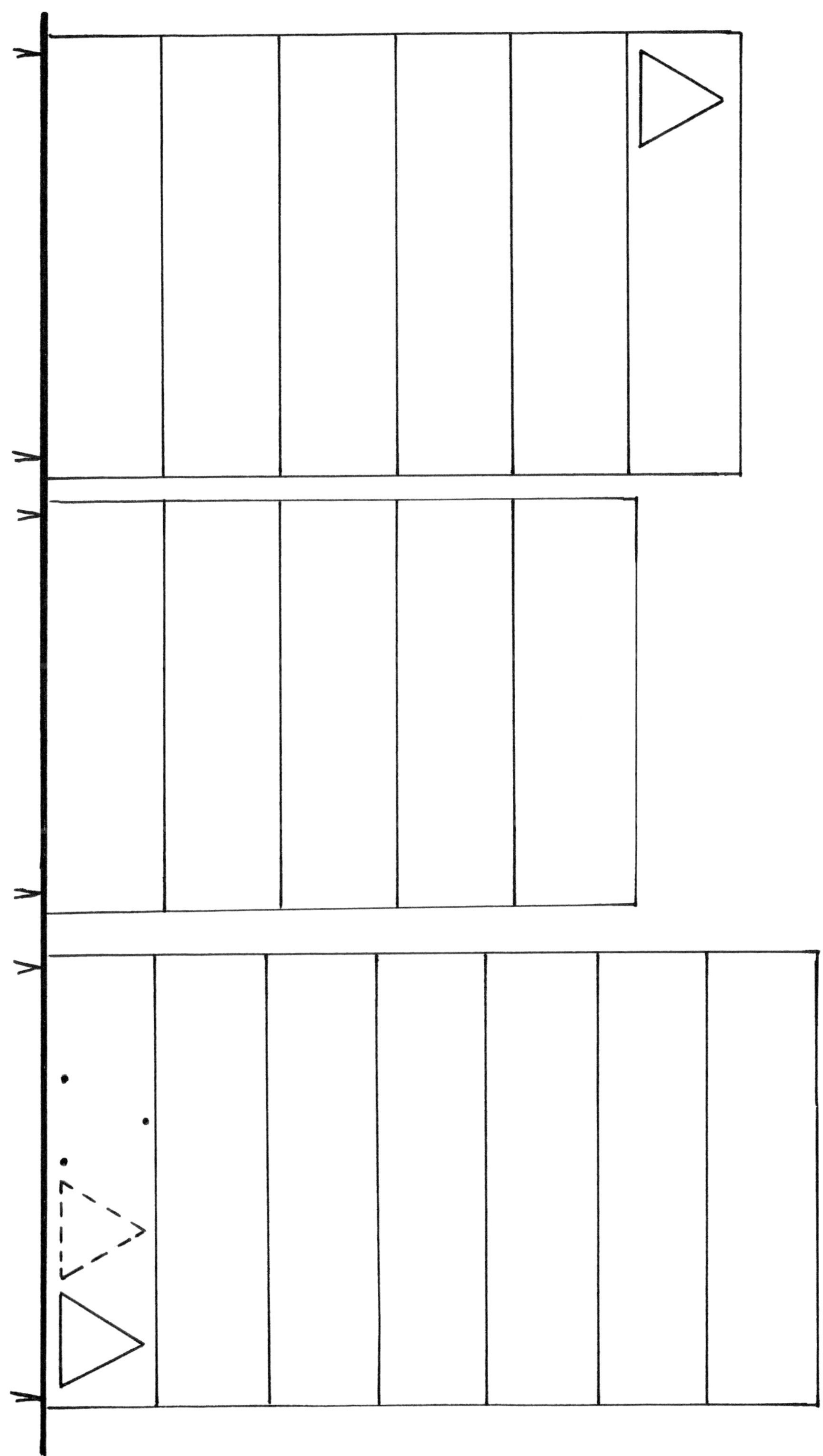

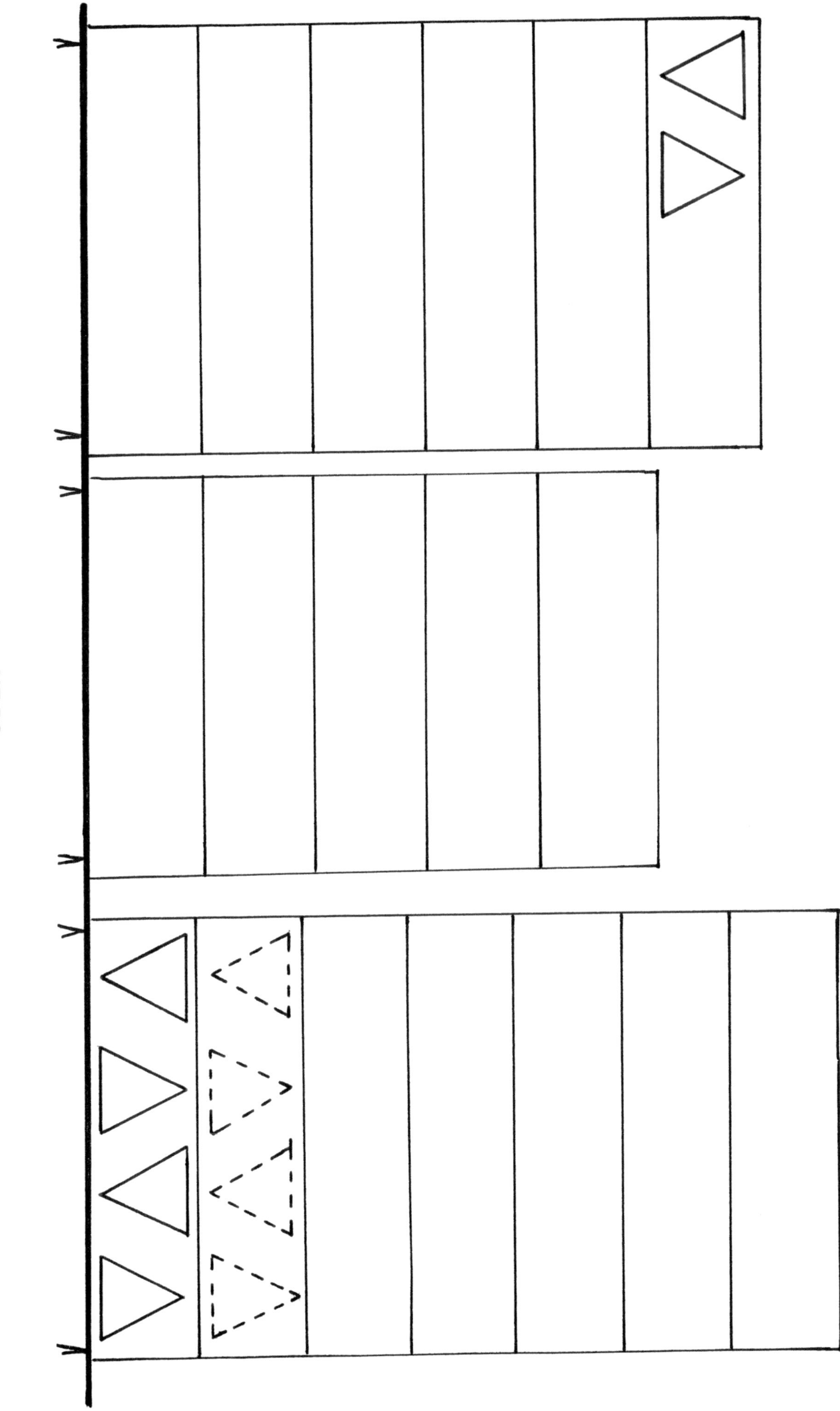
OBEN

OBEN

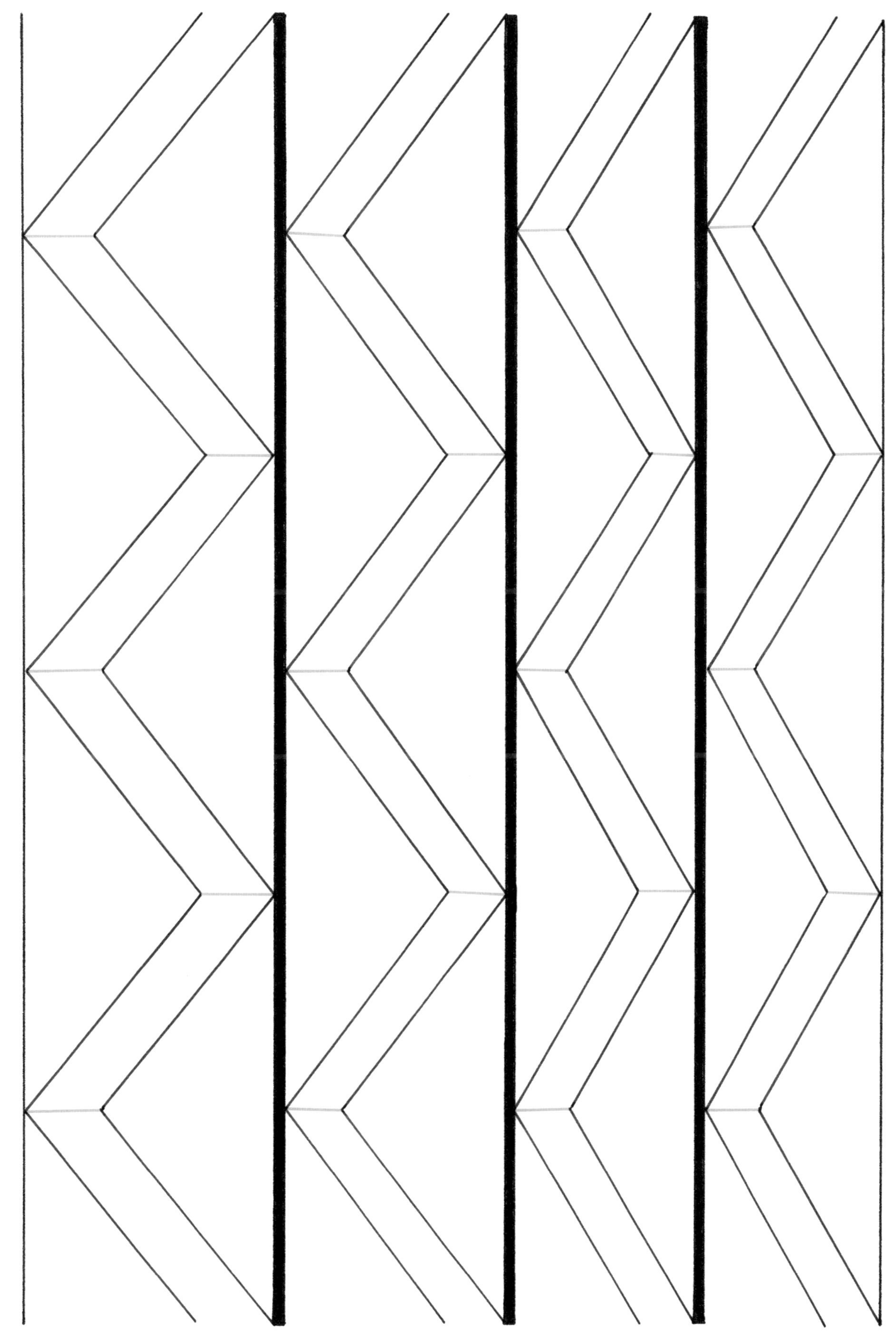

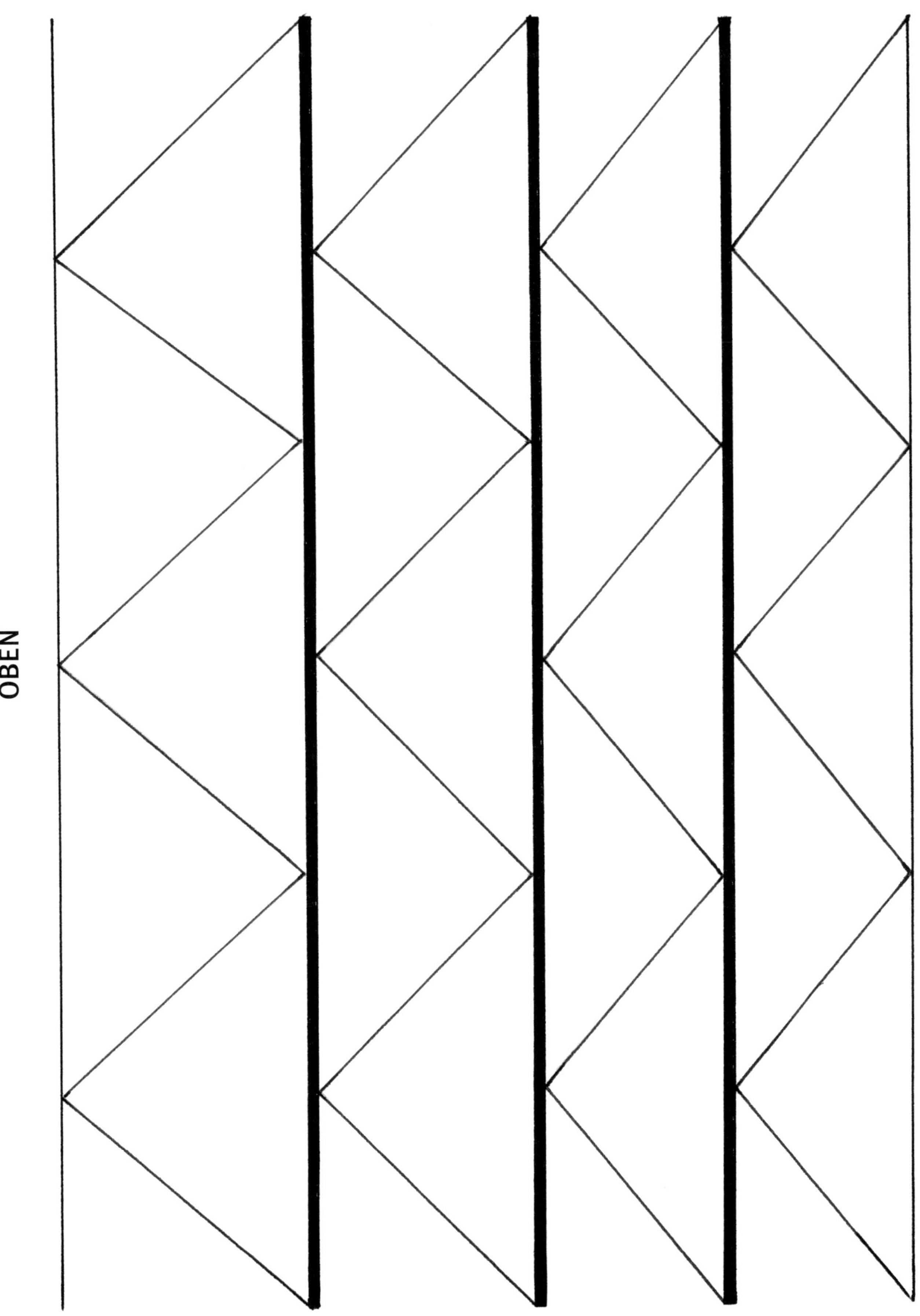
OBEN

OBEN

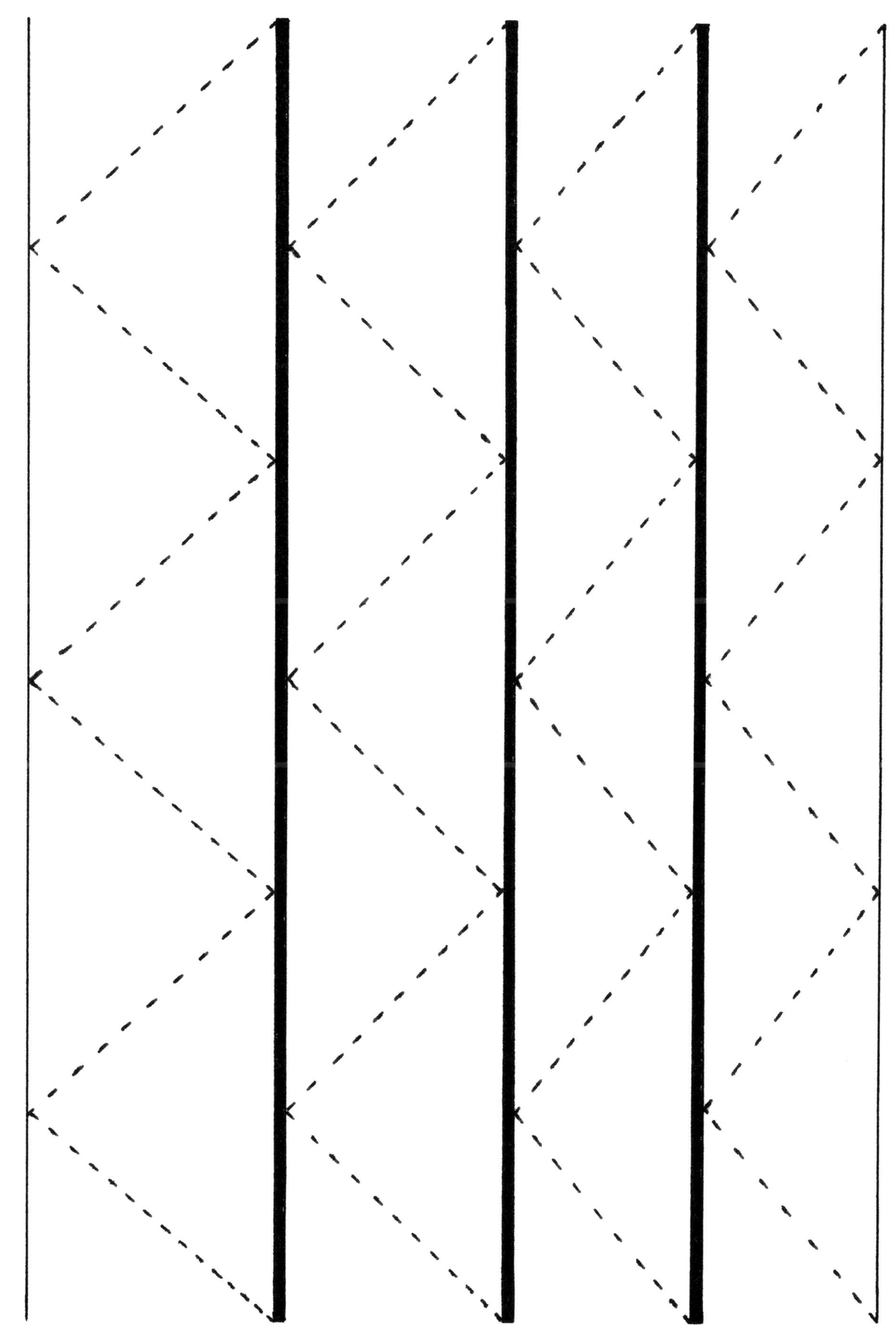

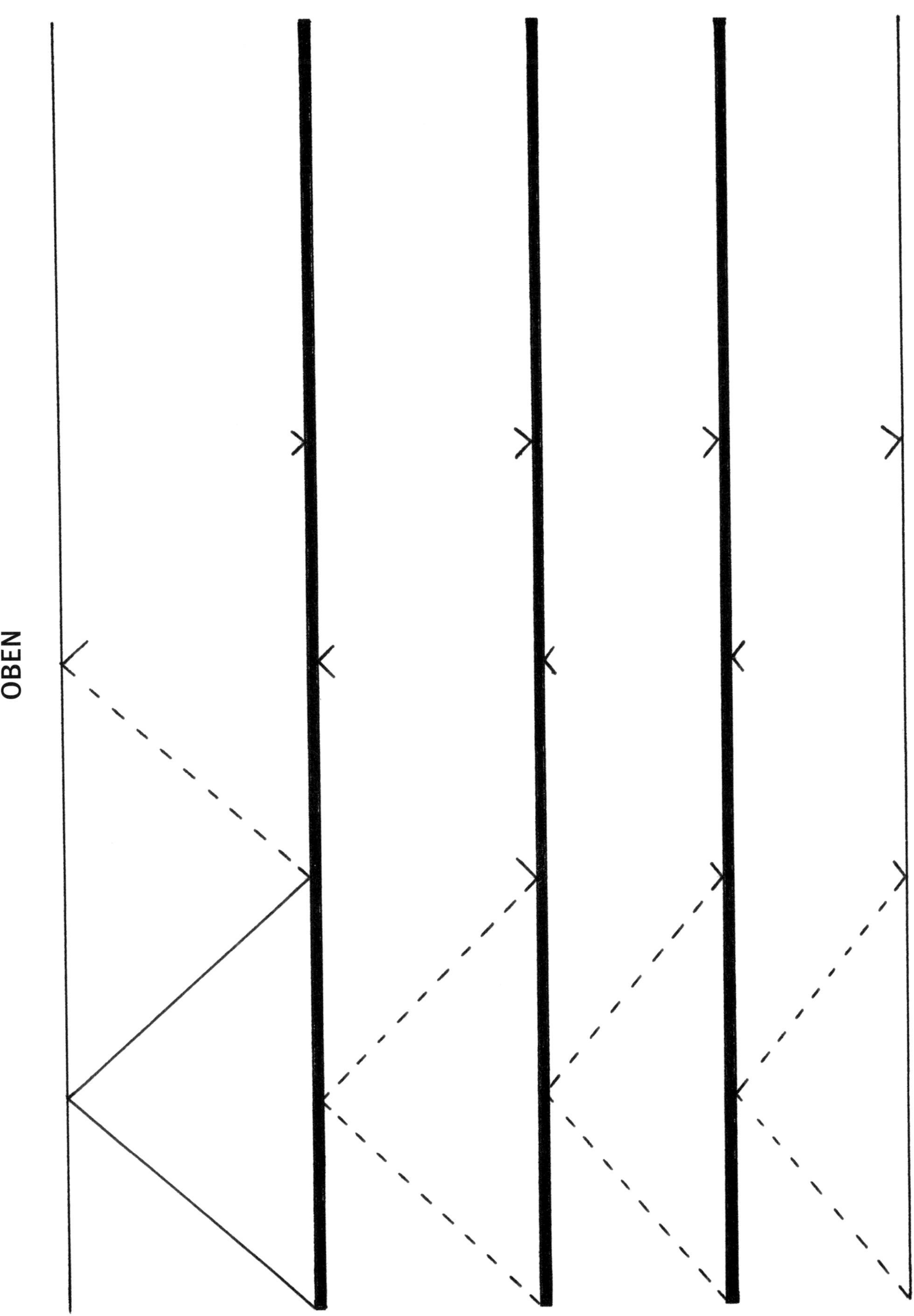
OBEN

OBEN

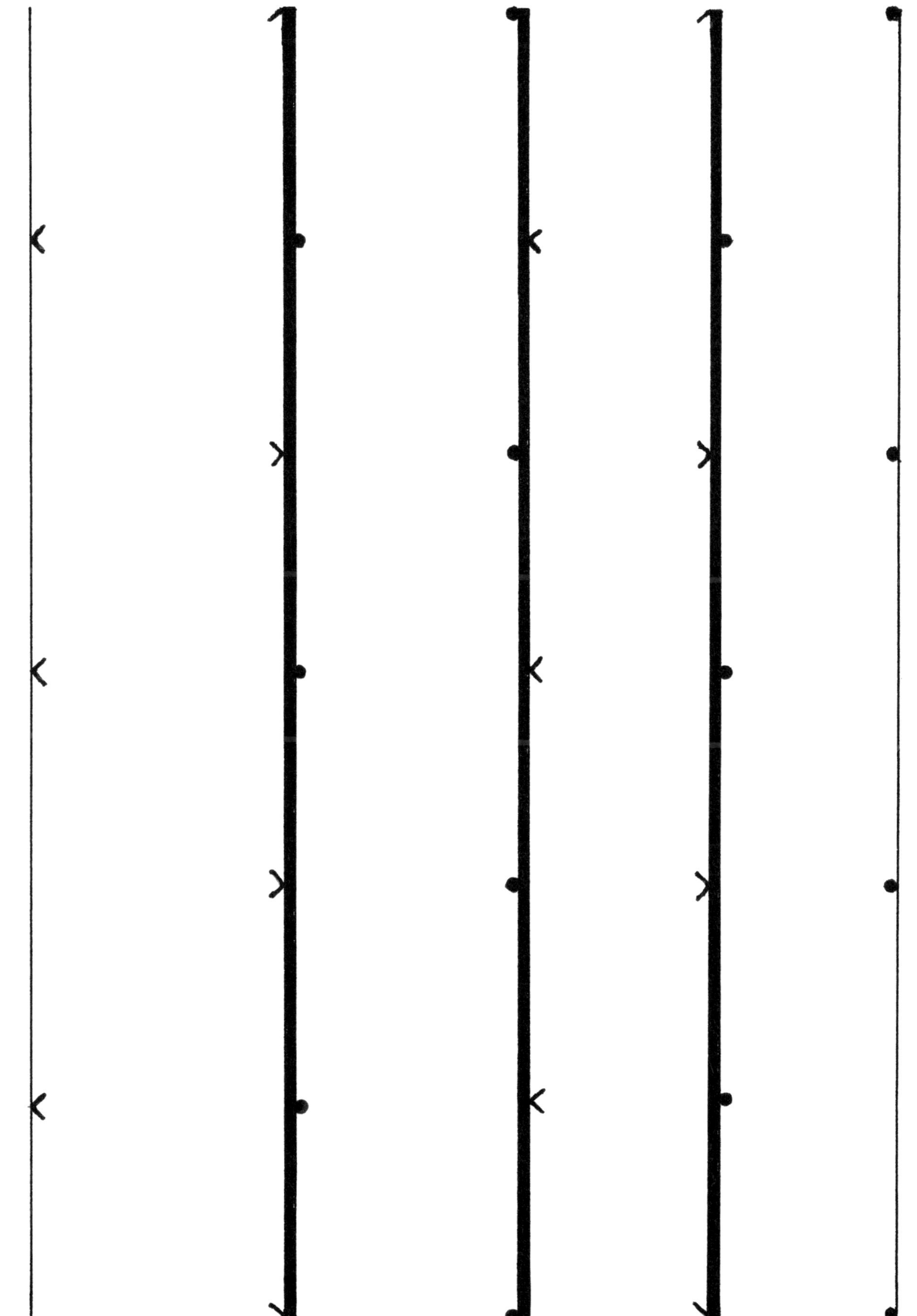

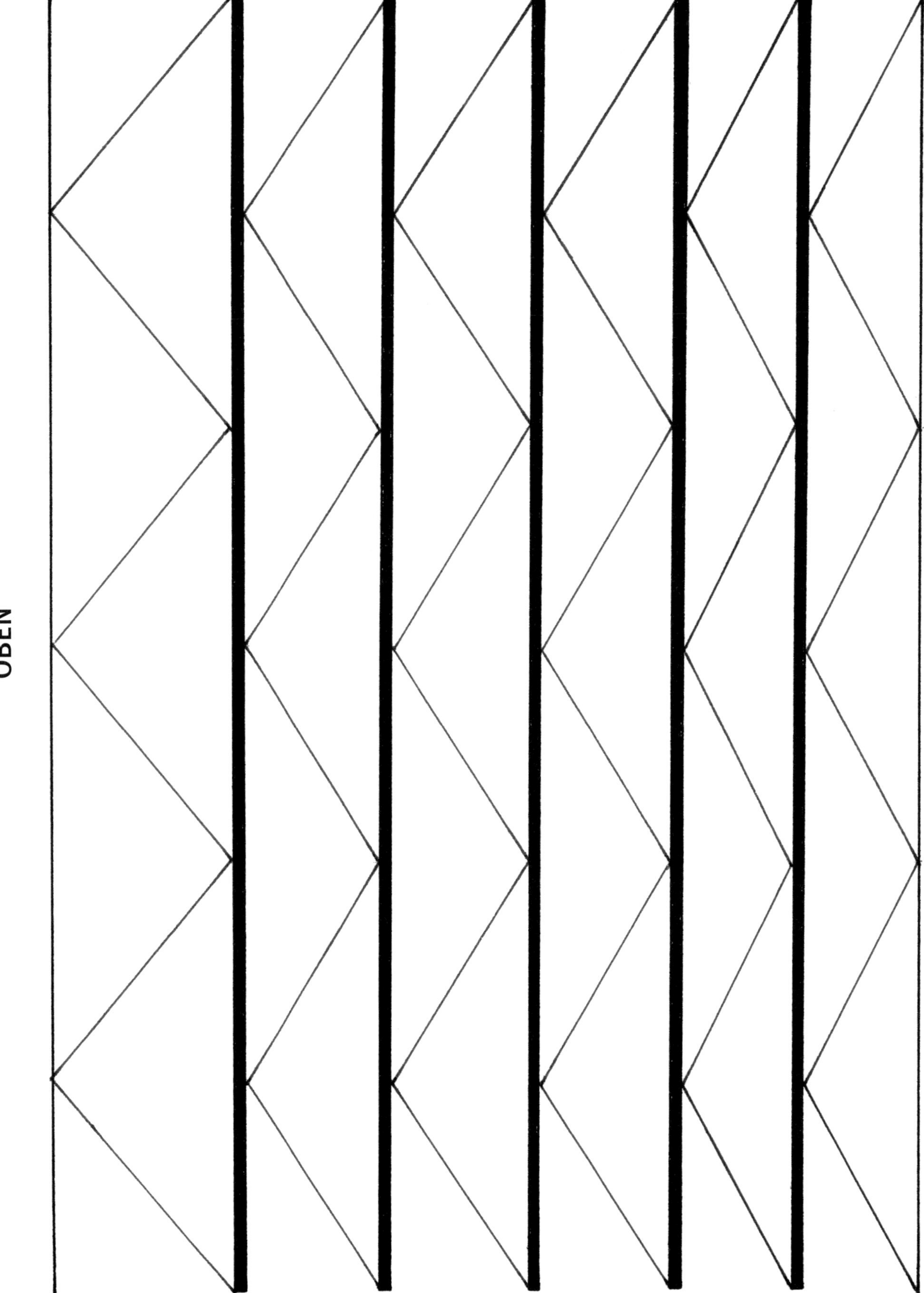
OBEN

OBEN

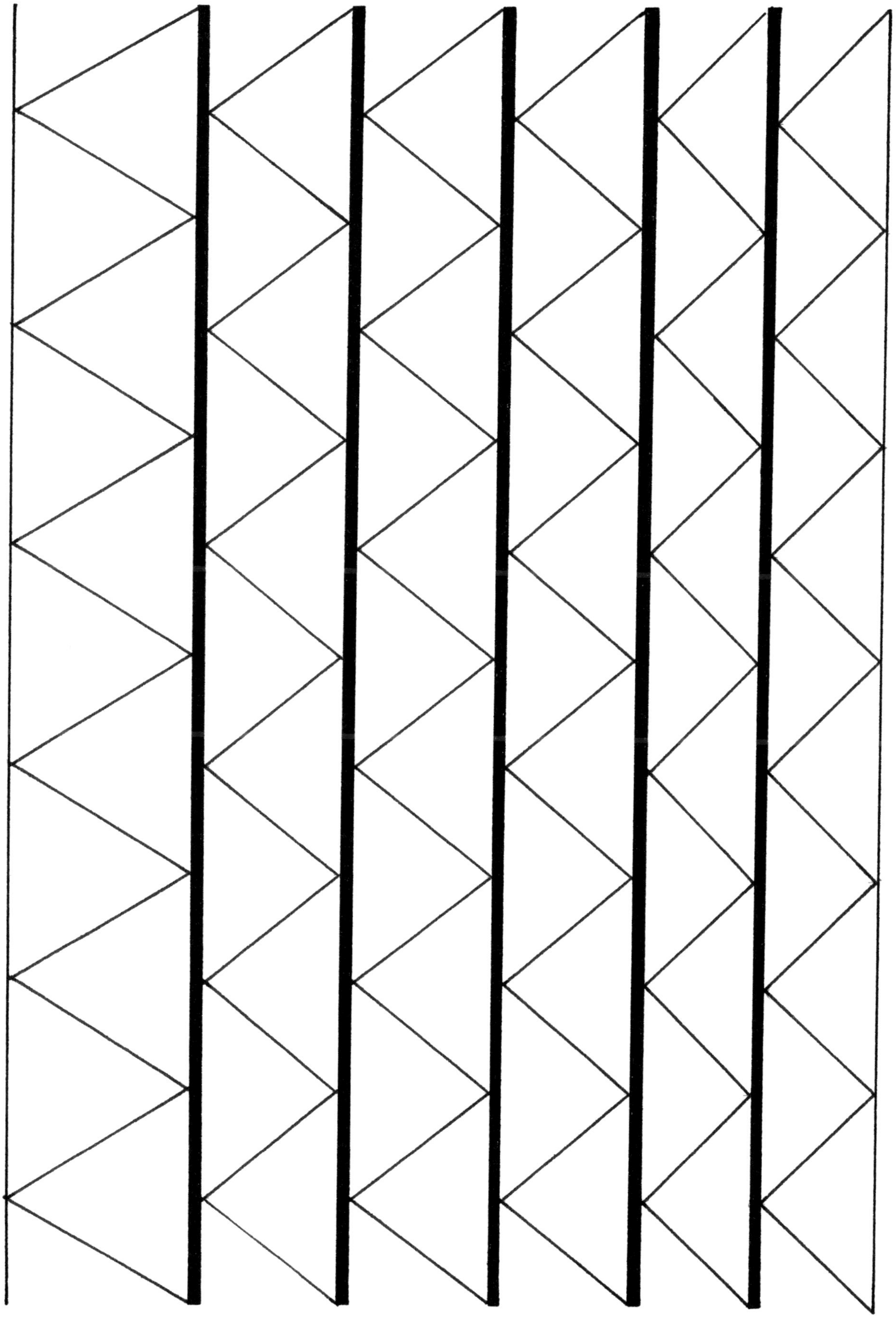

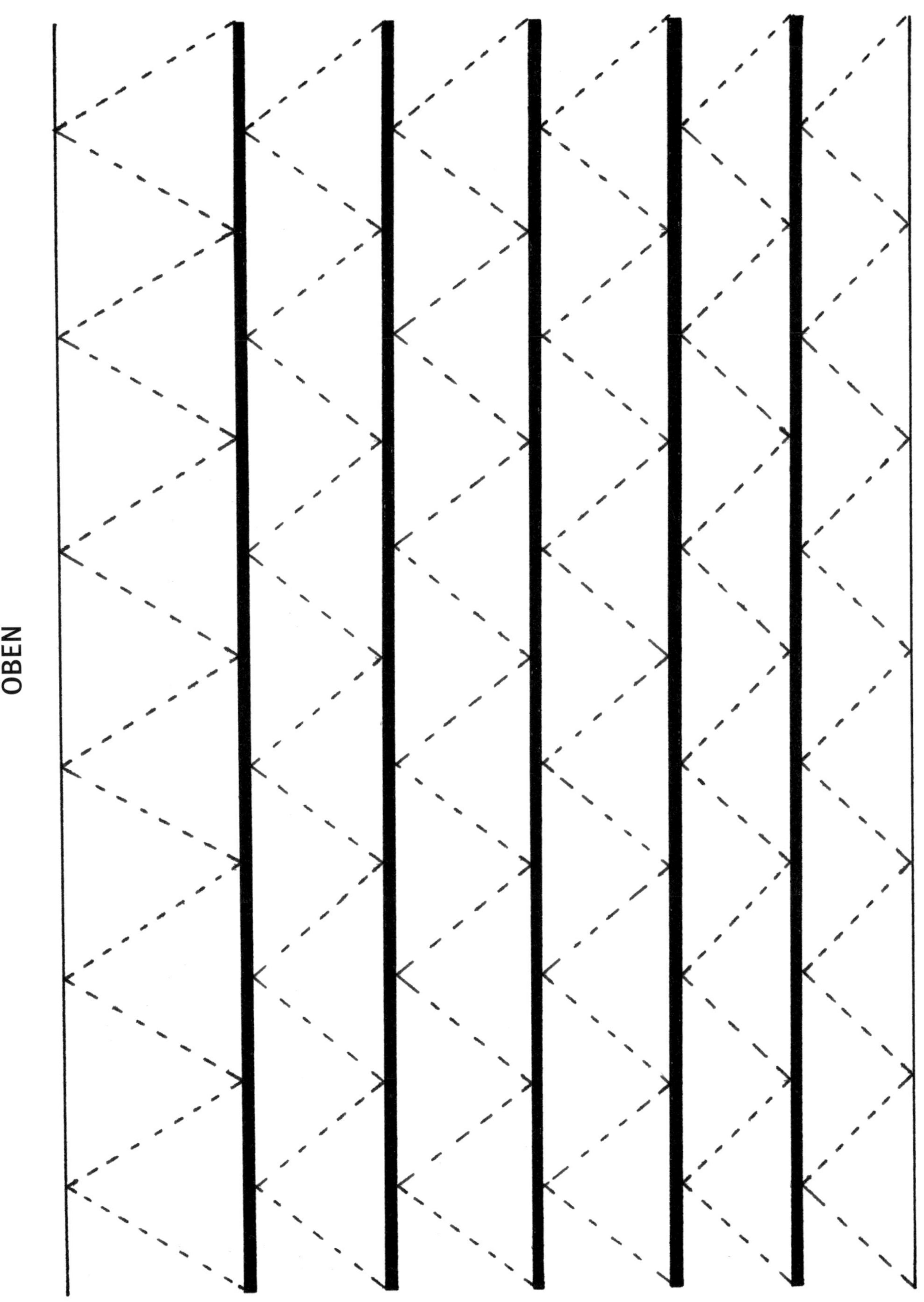
OBEN

OBEN

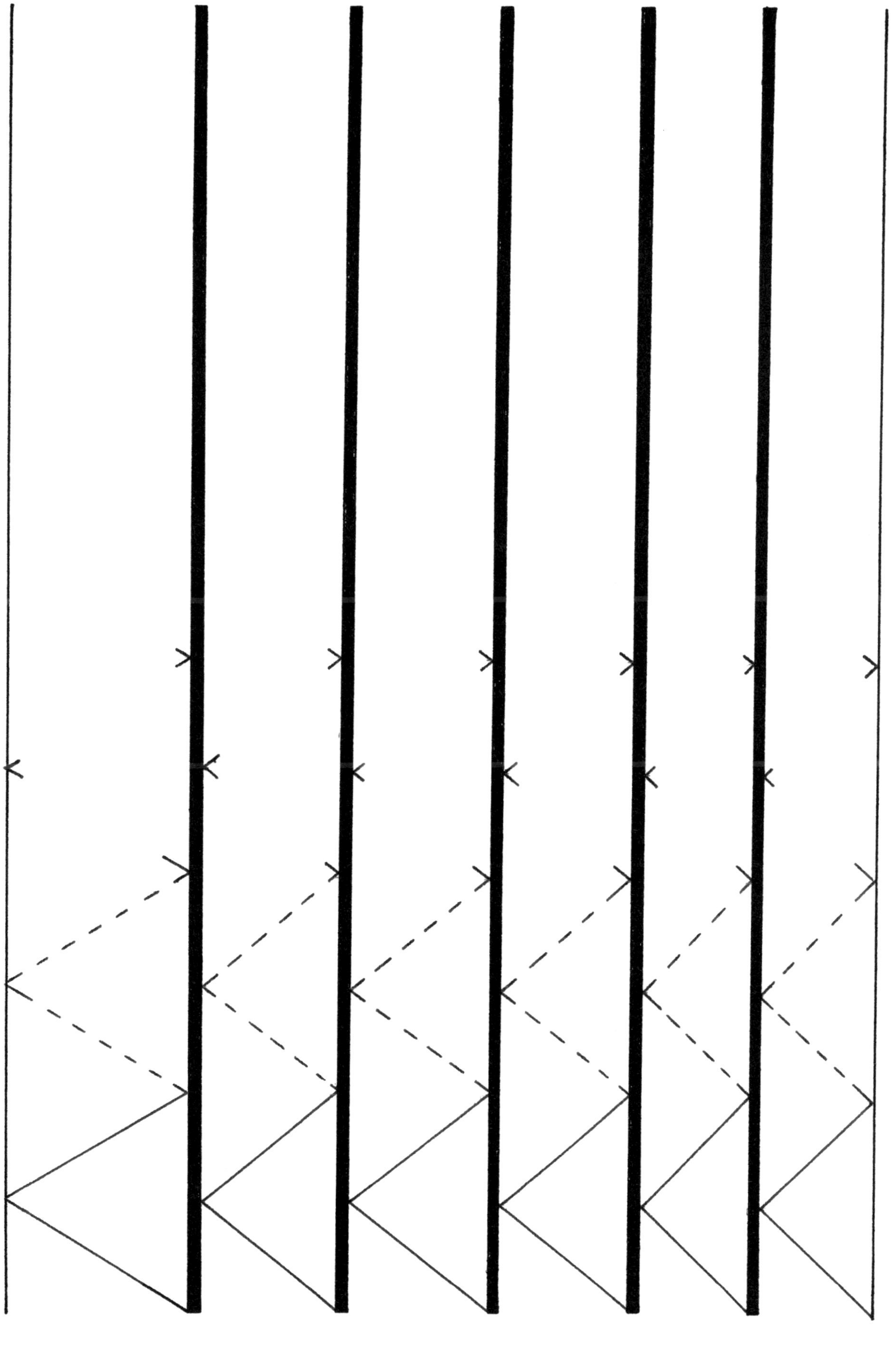

 Übungsblatt 47

OBEN

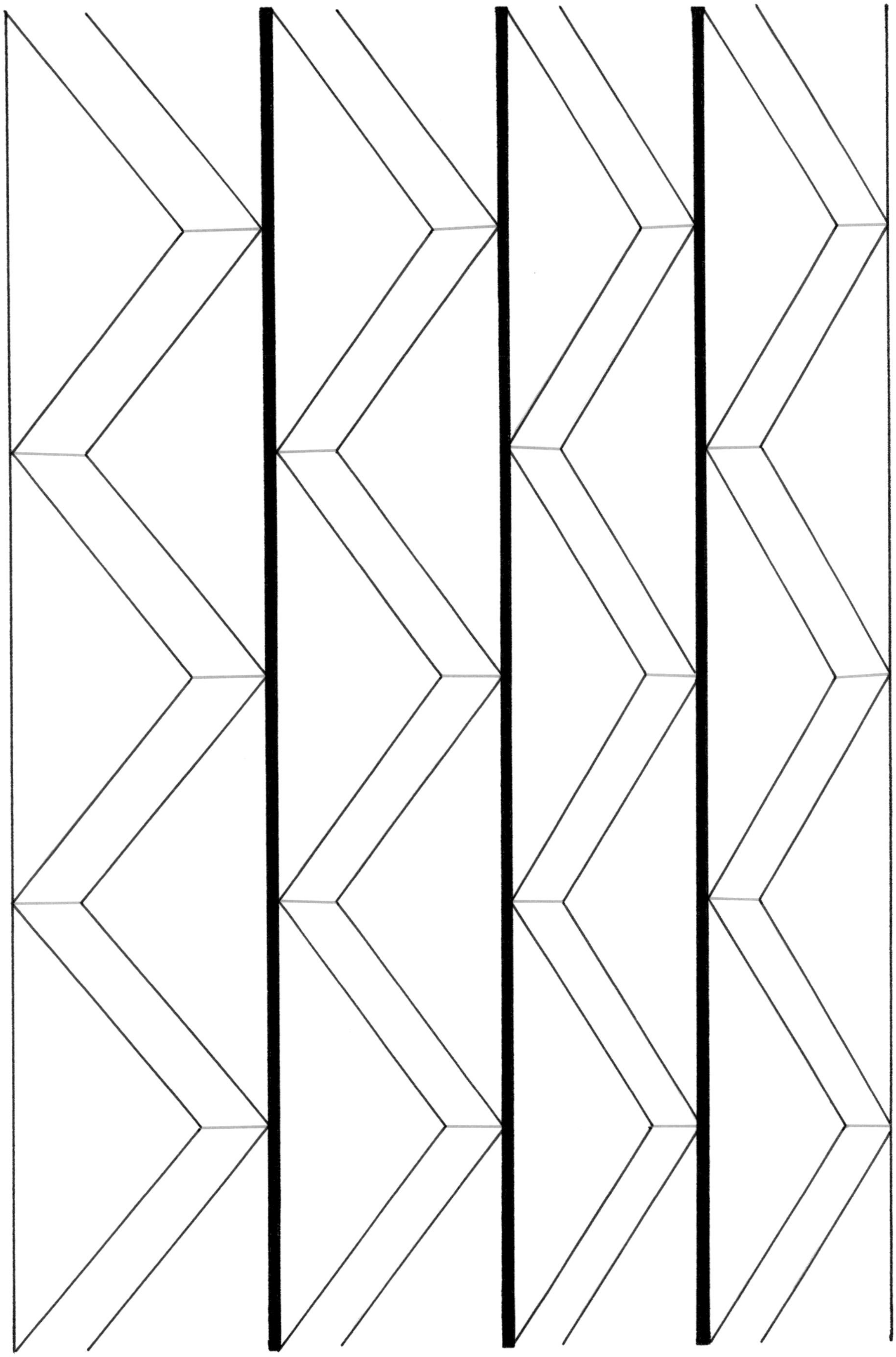

OBEN

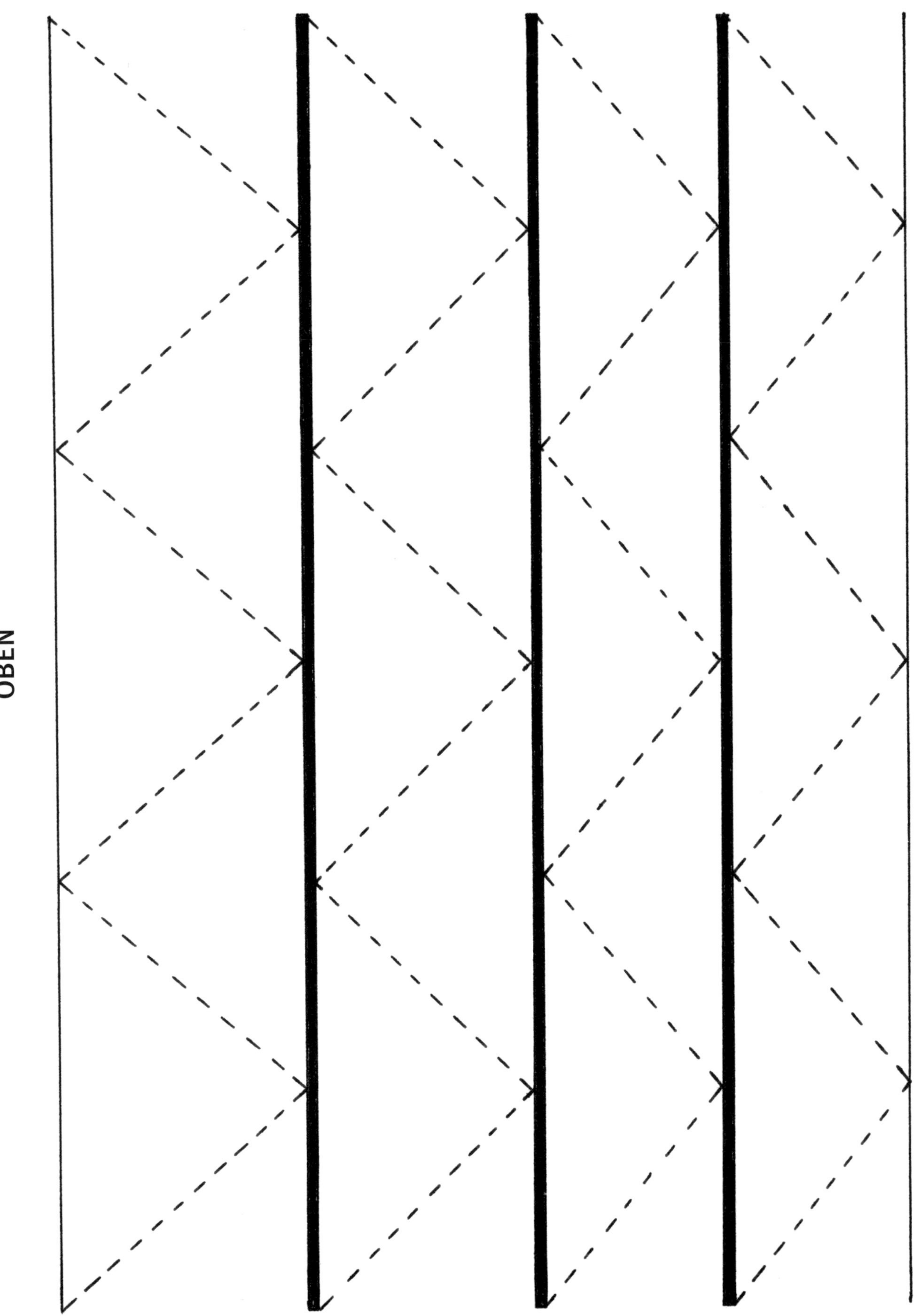
OBEN

OBEN

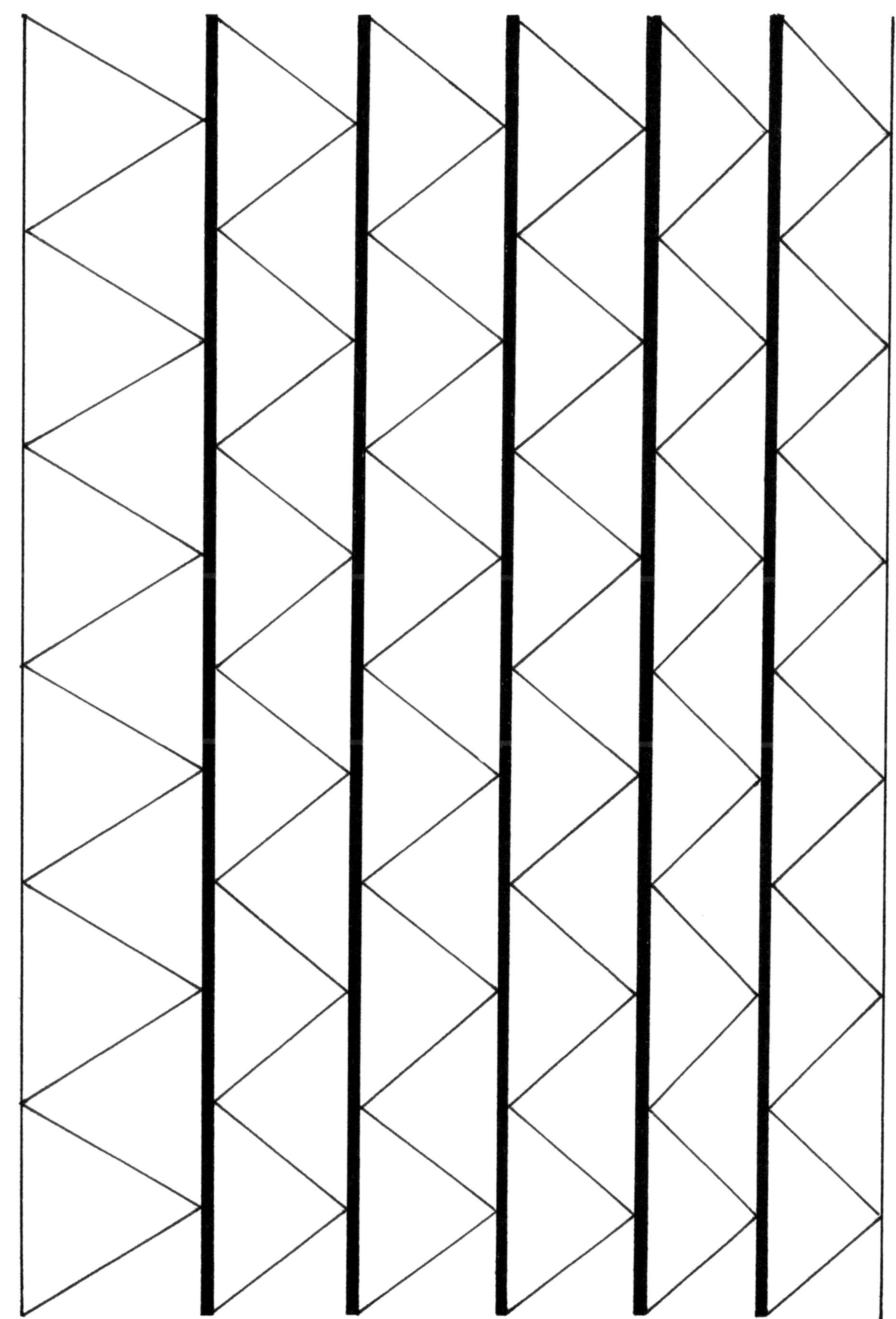

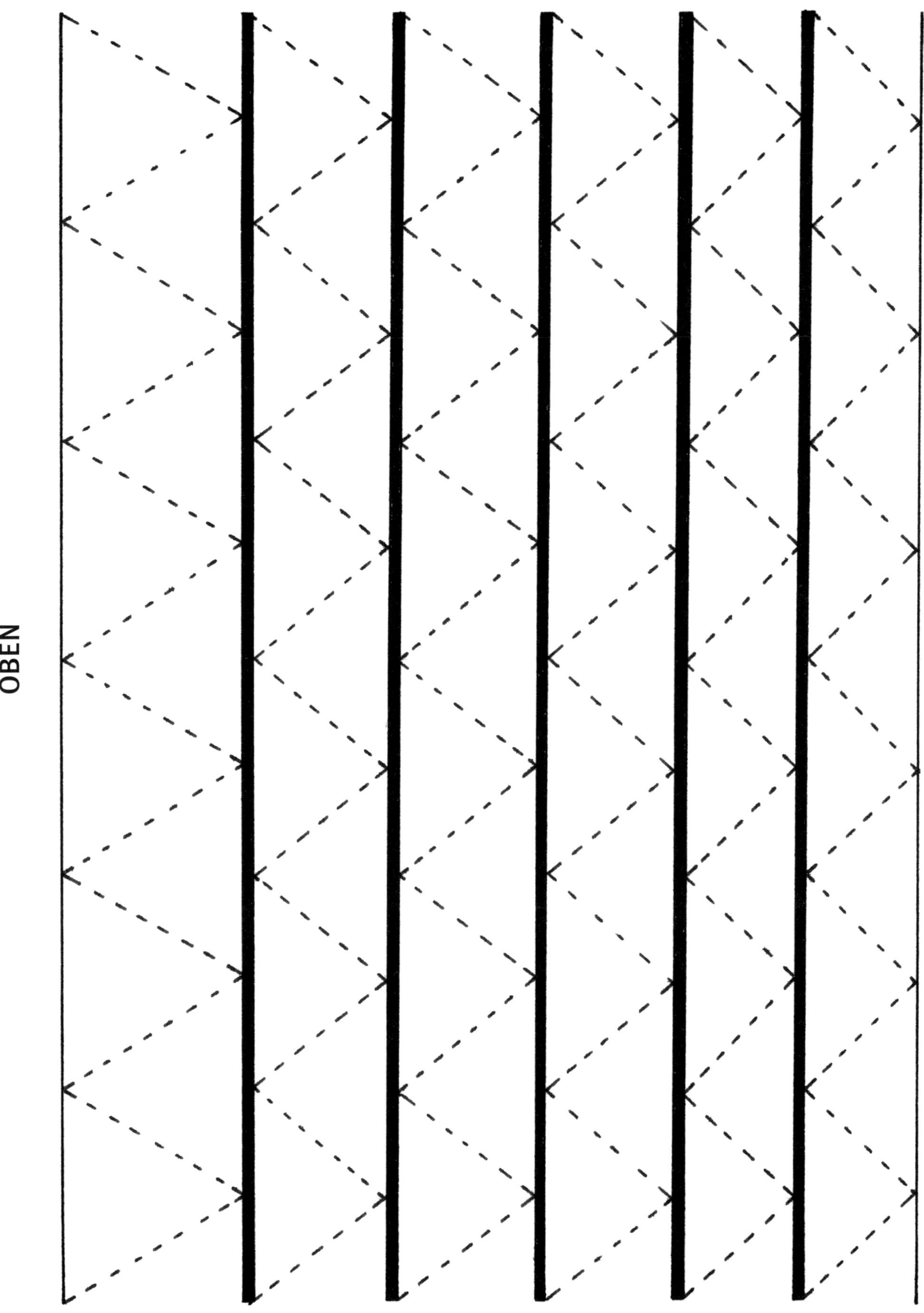
OBEN

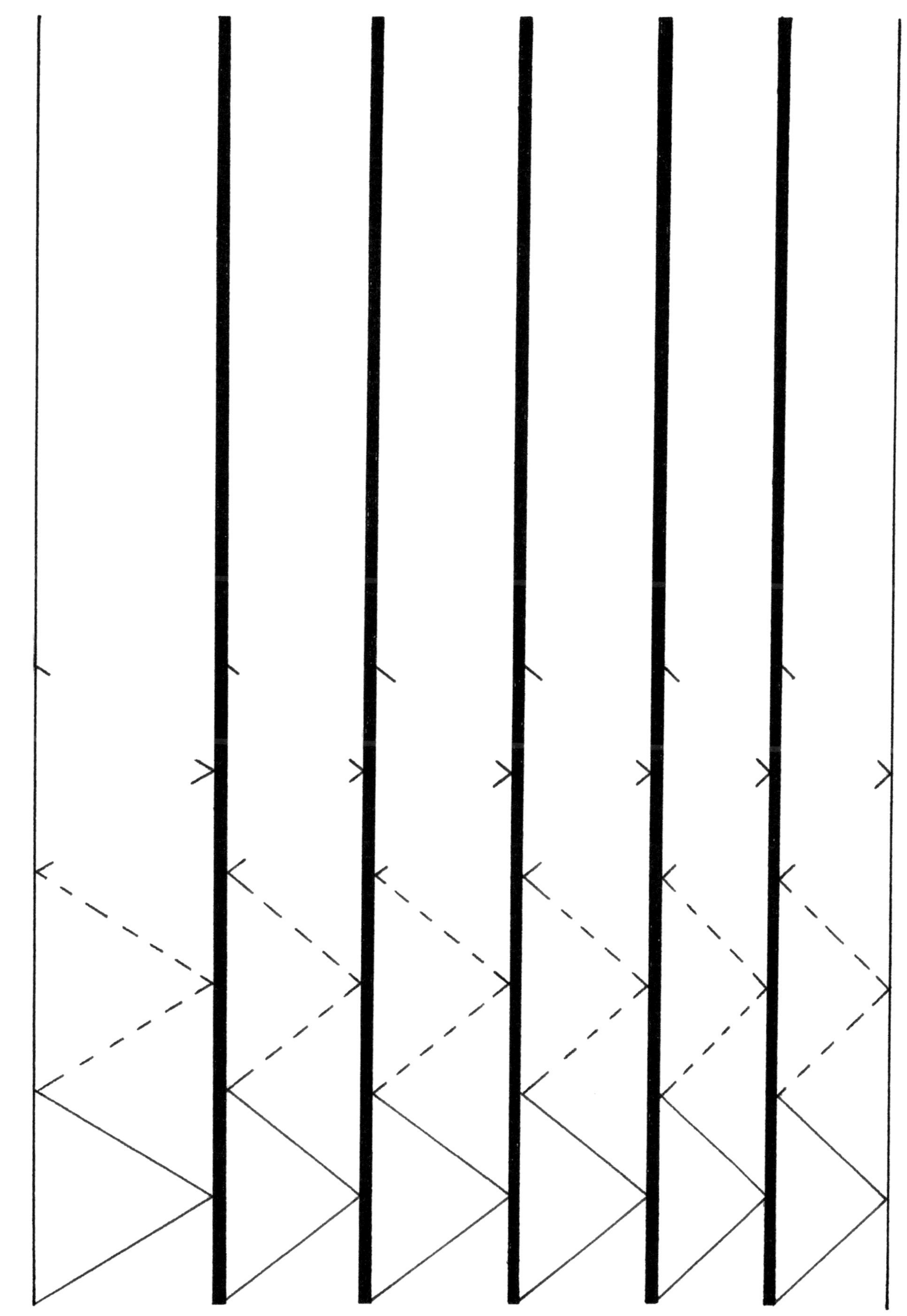
OBEN

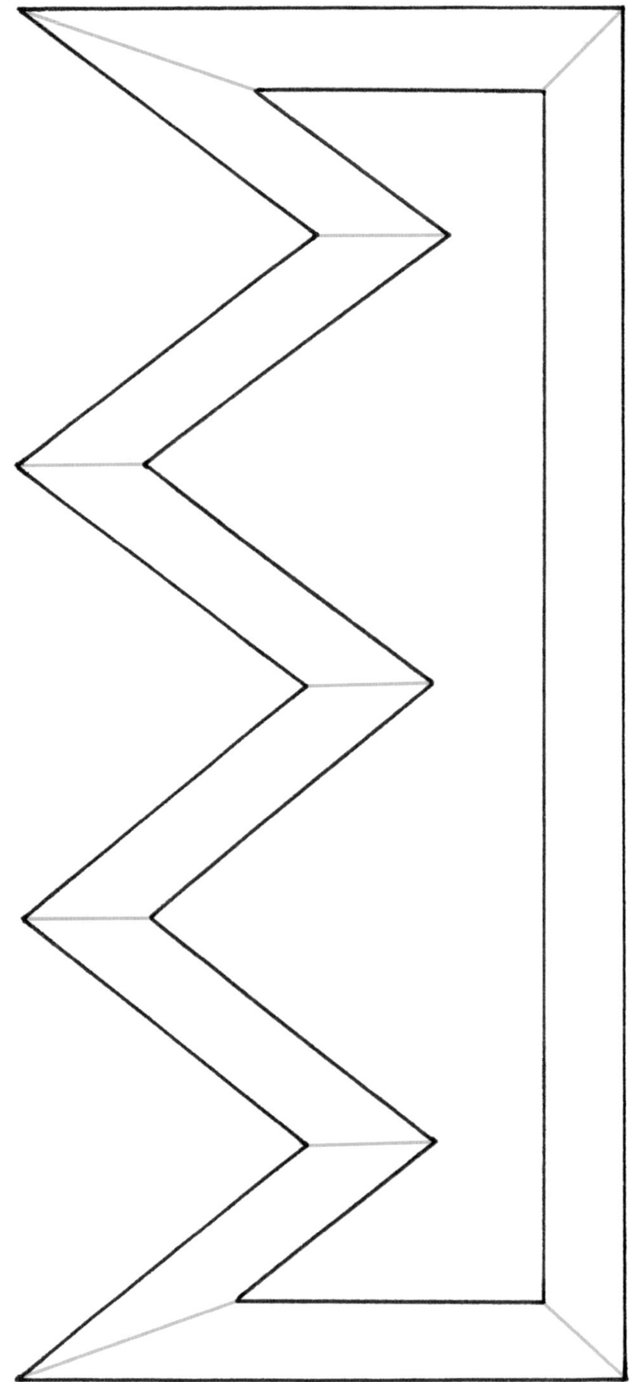

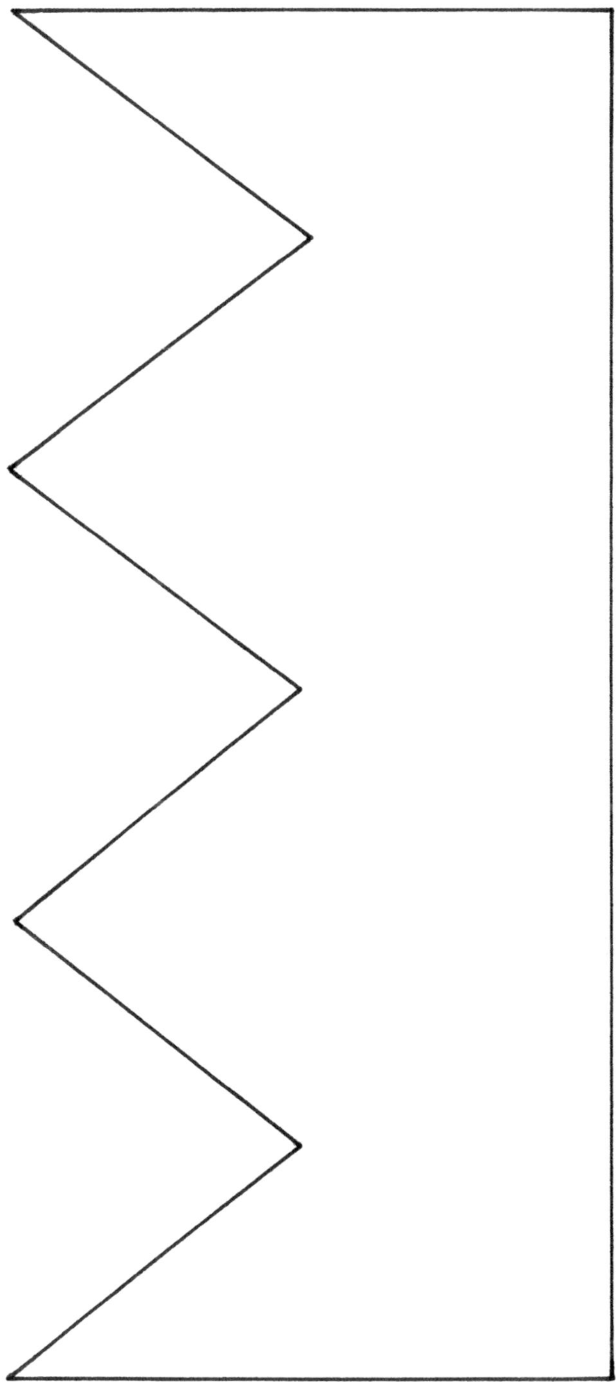

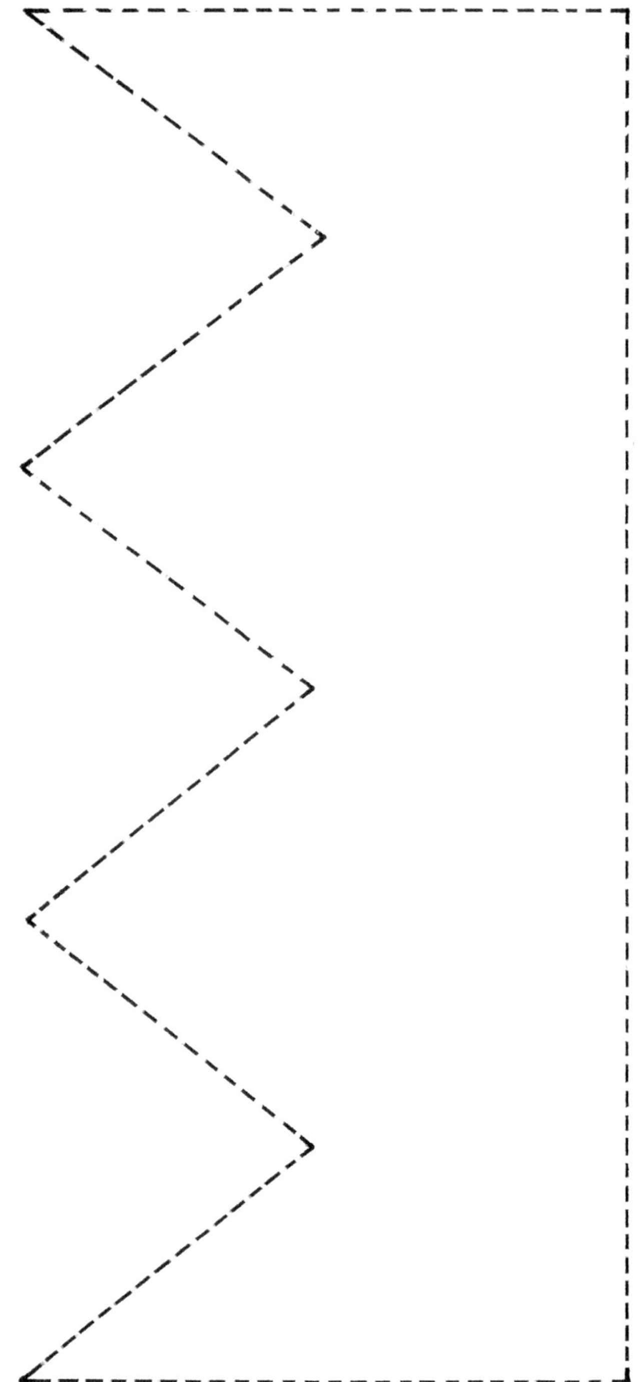

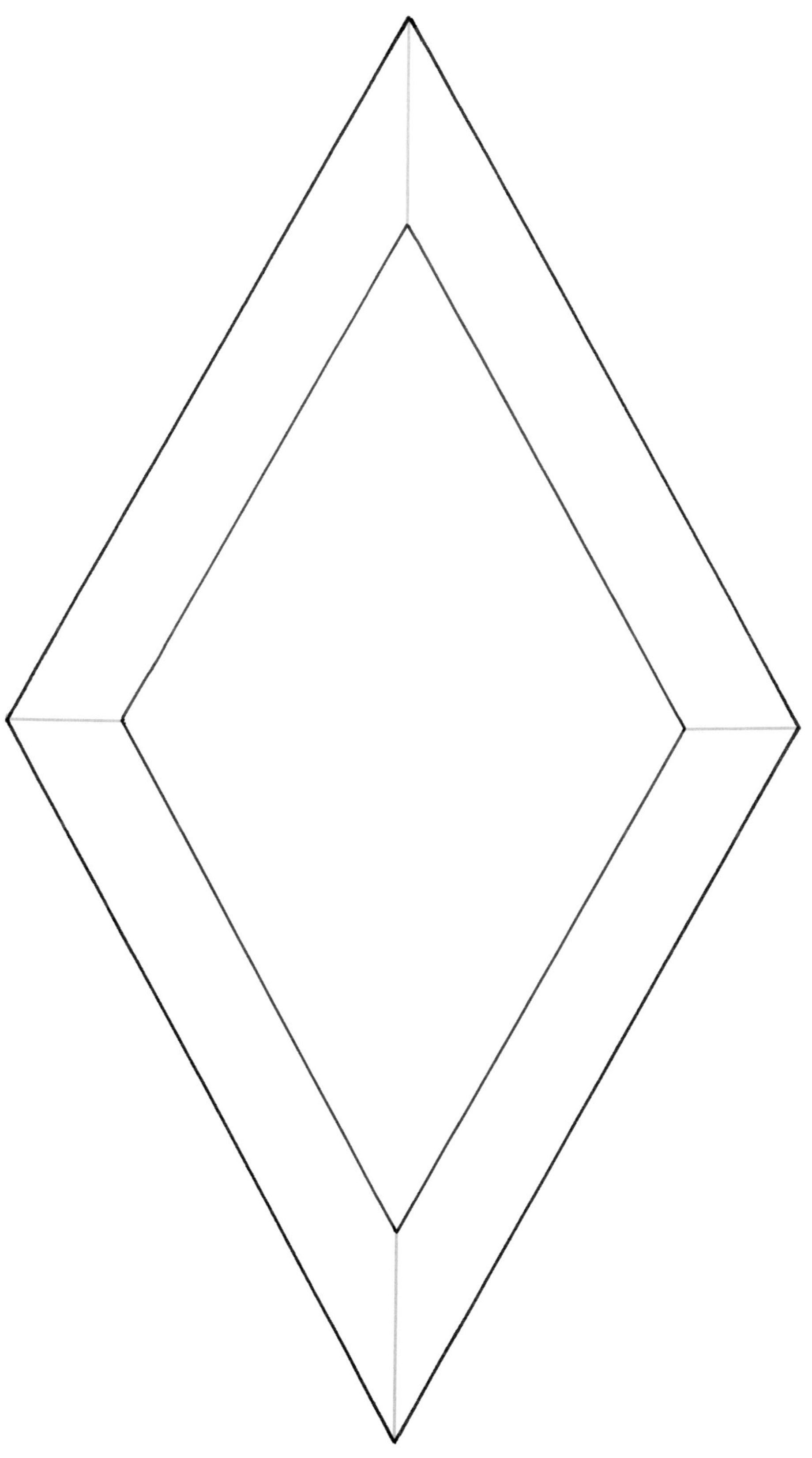

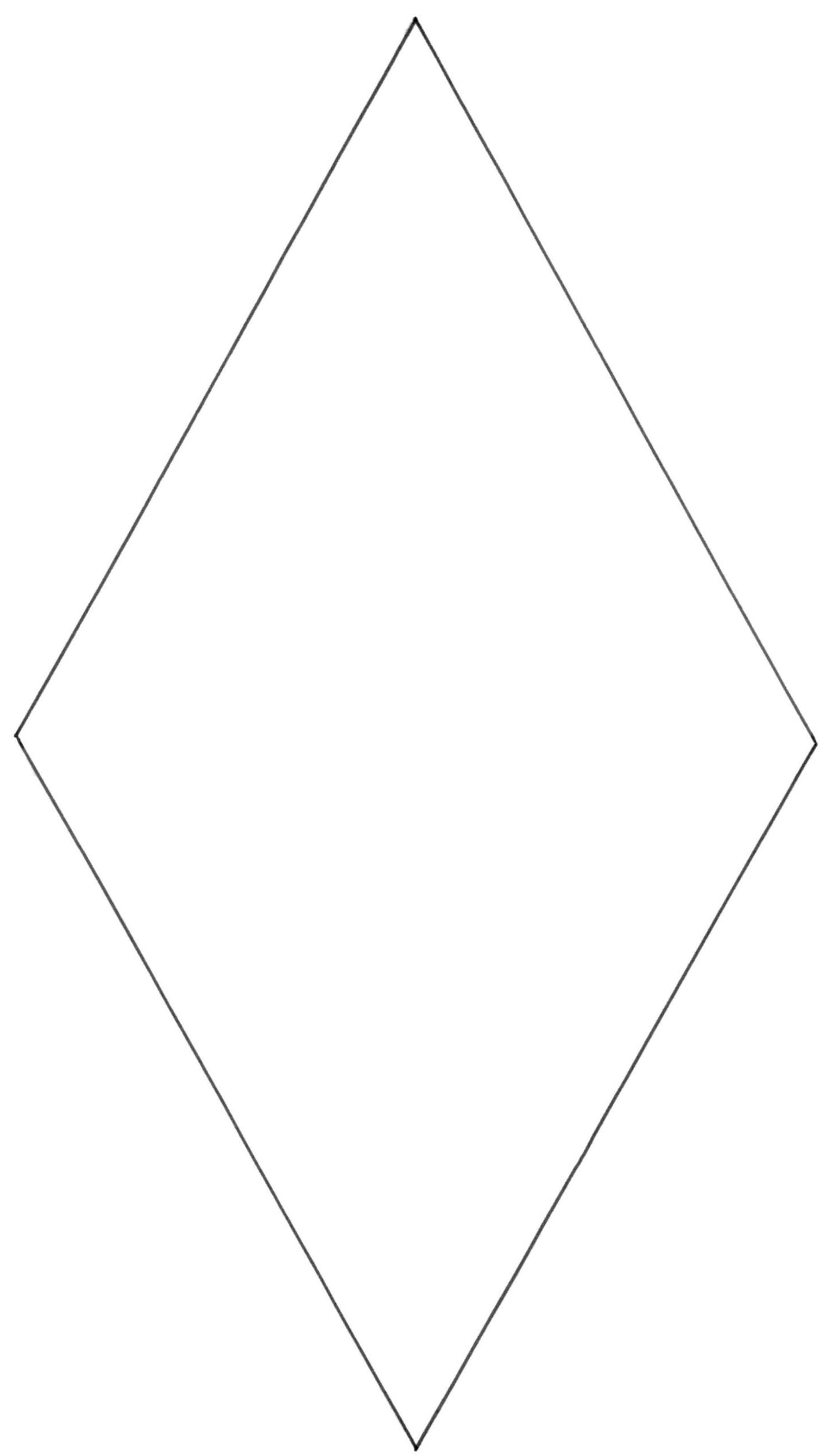

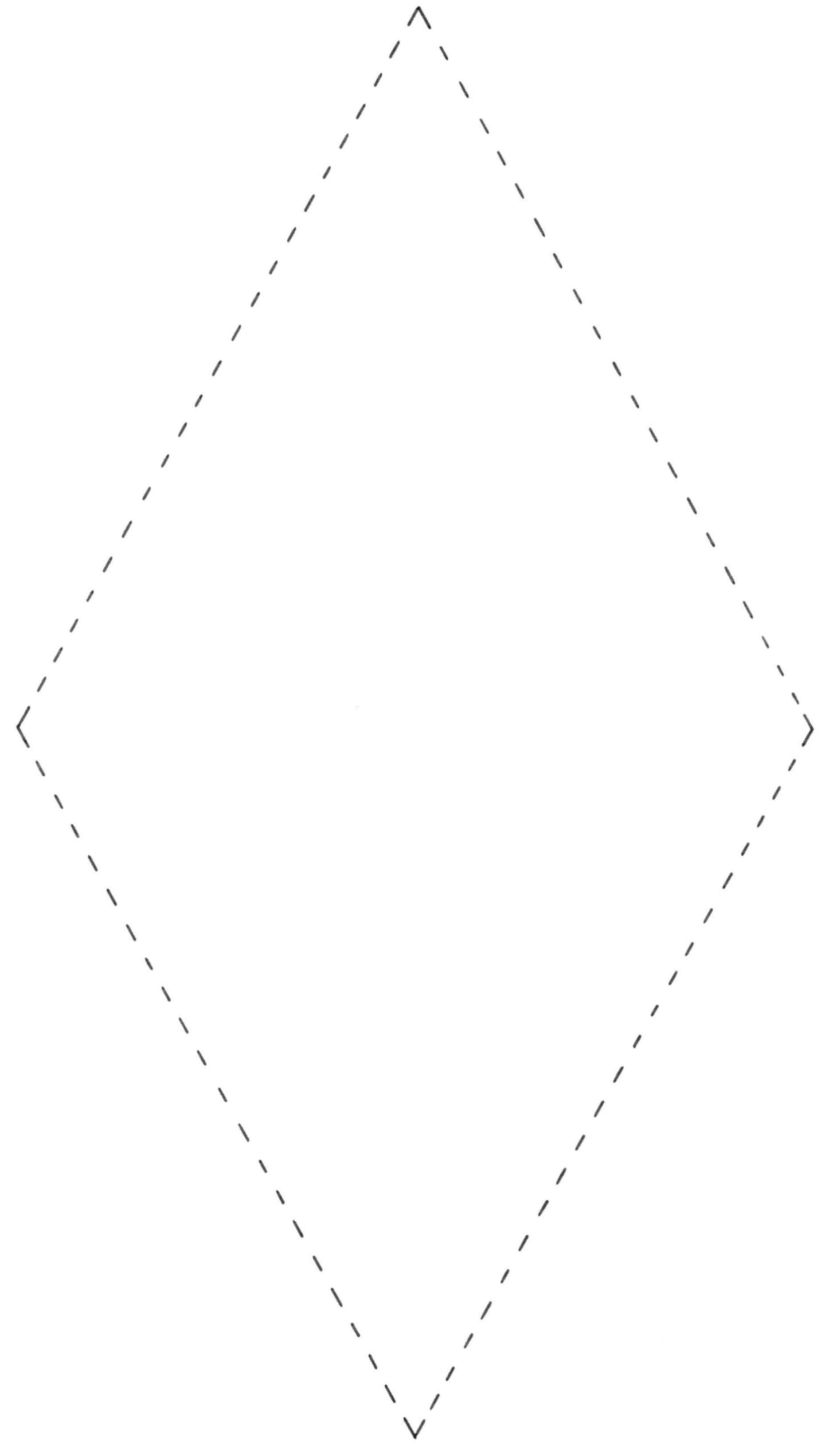

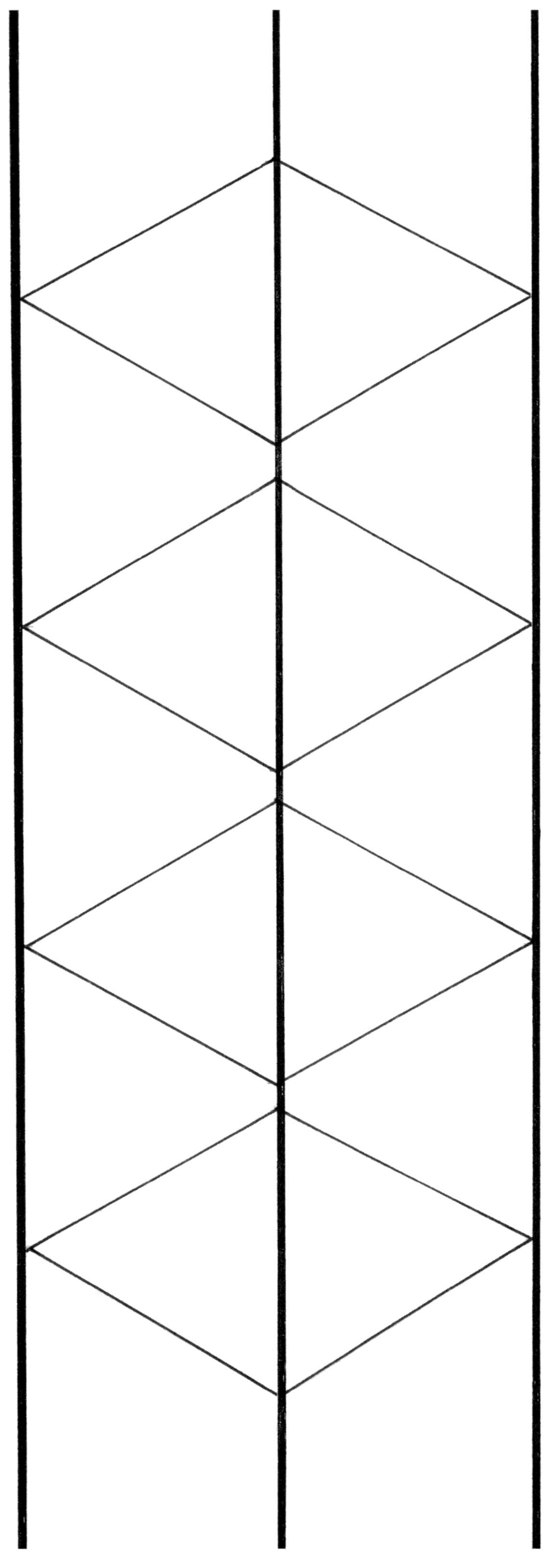

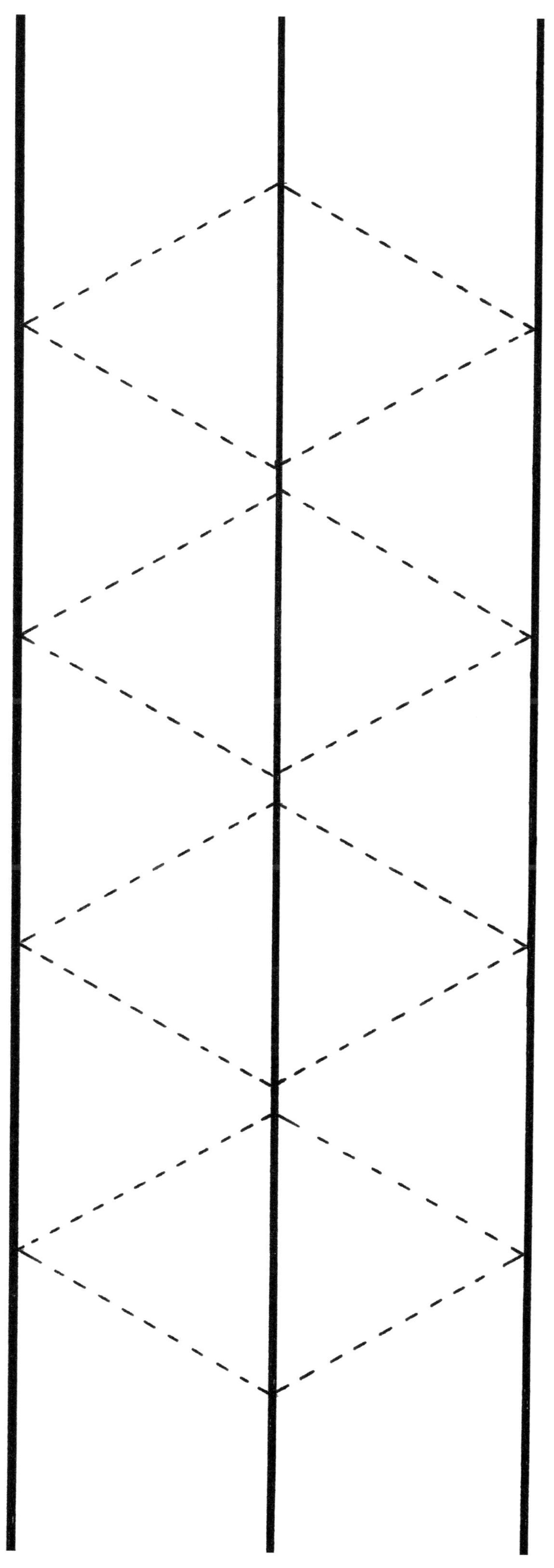

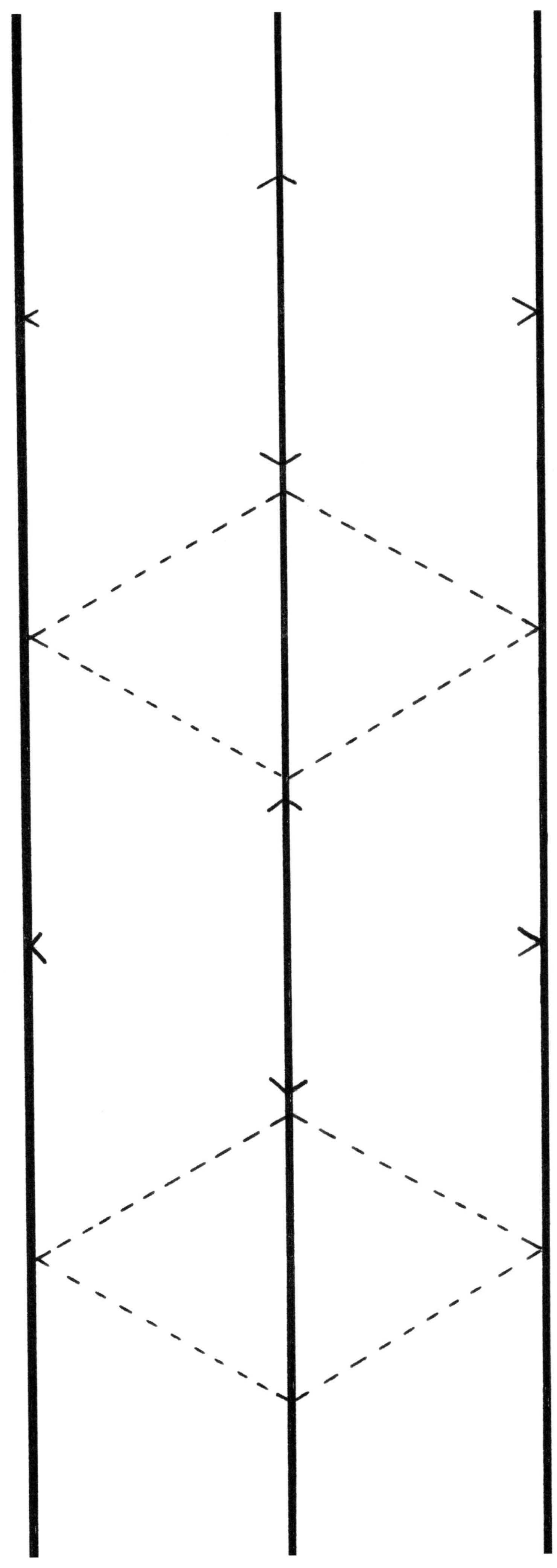

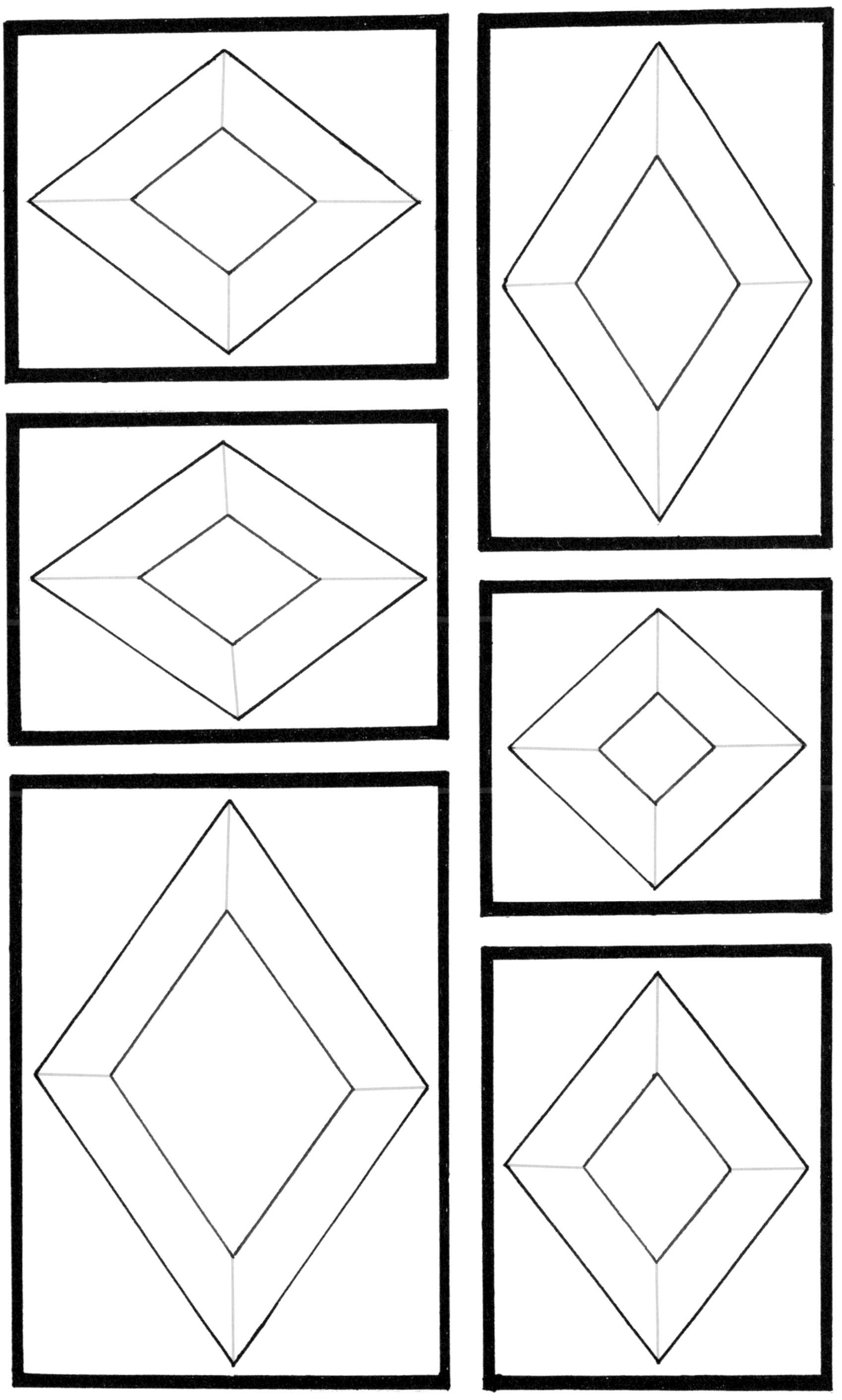

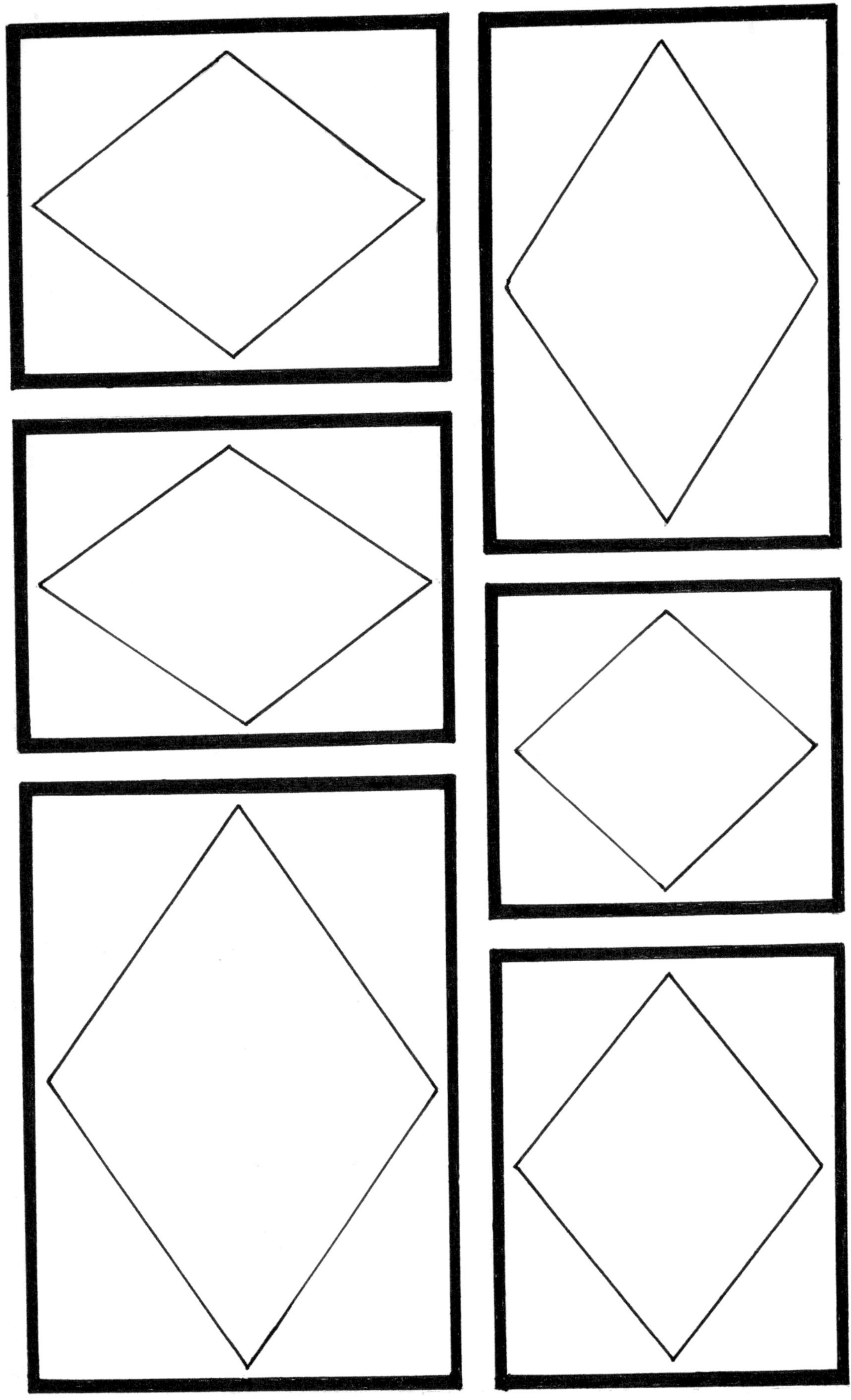

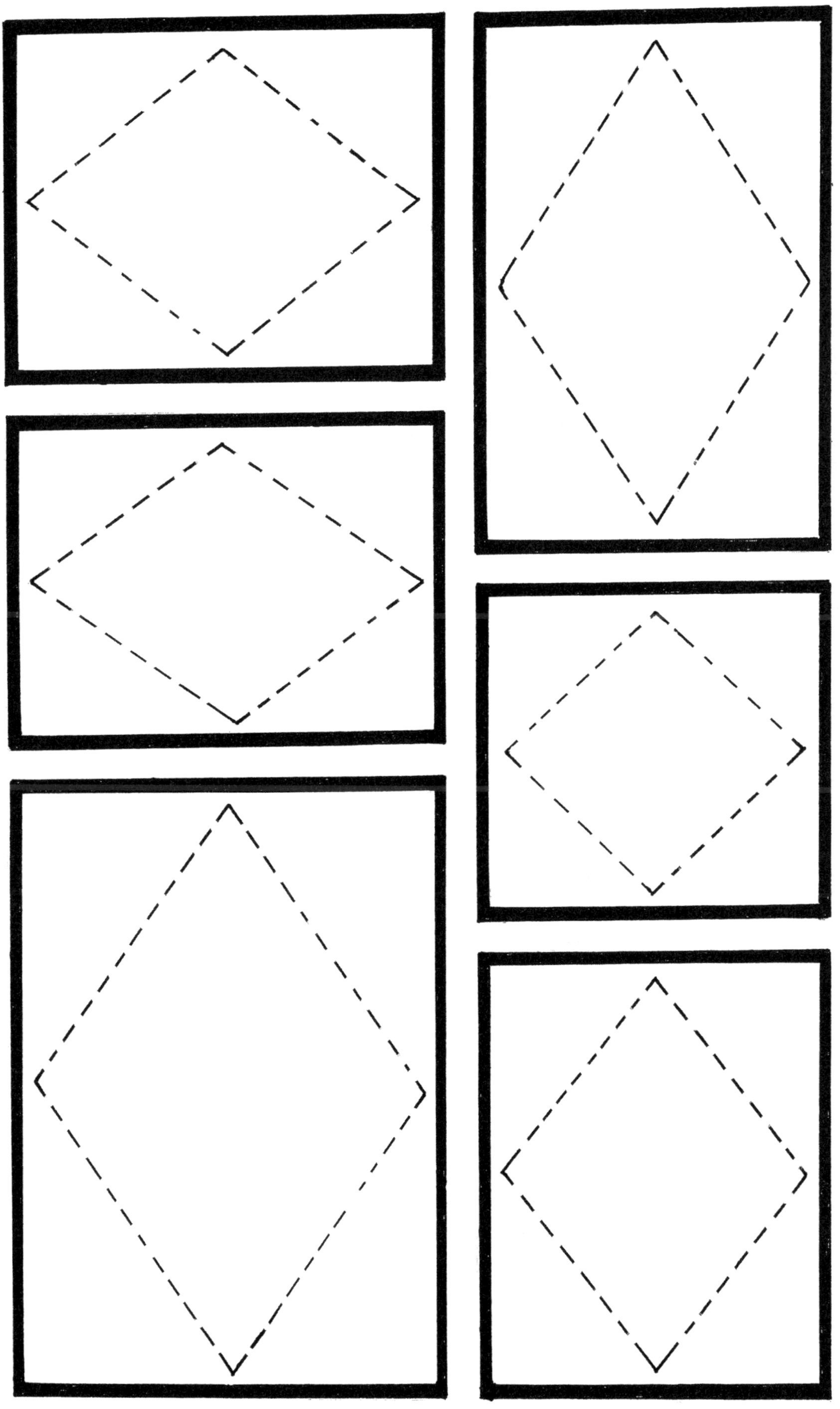

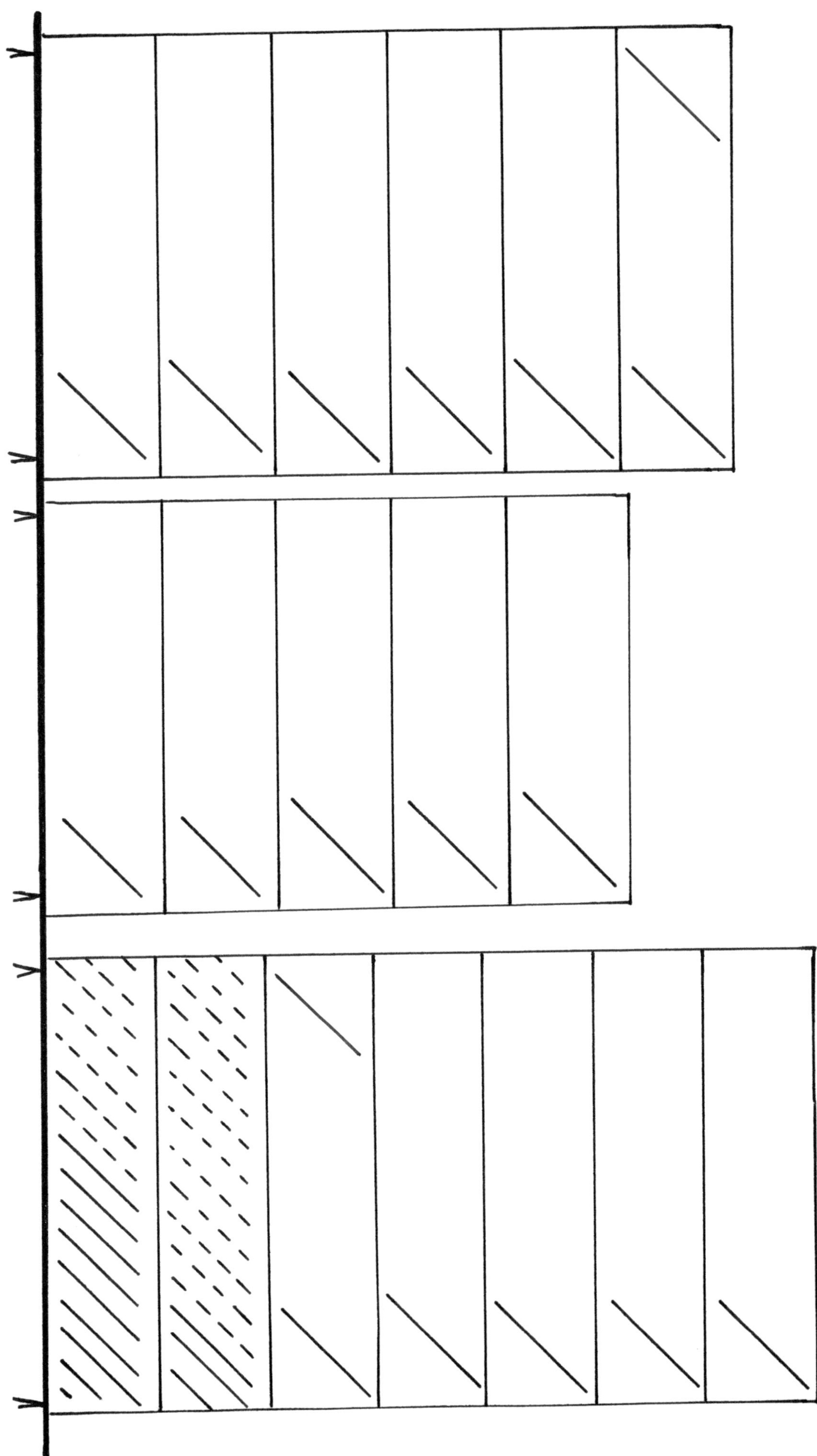

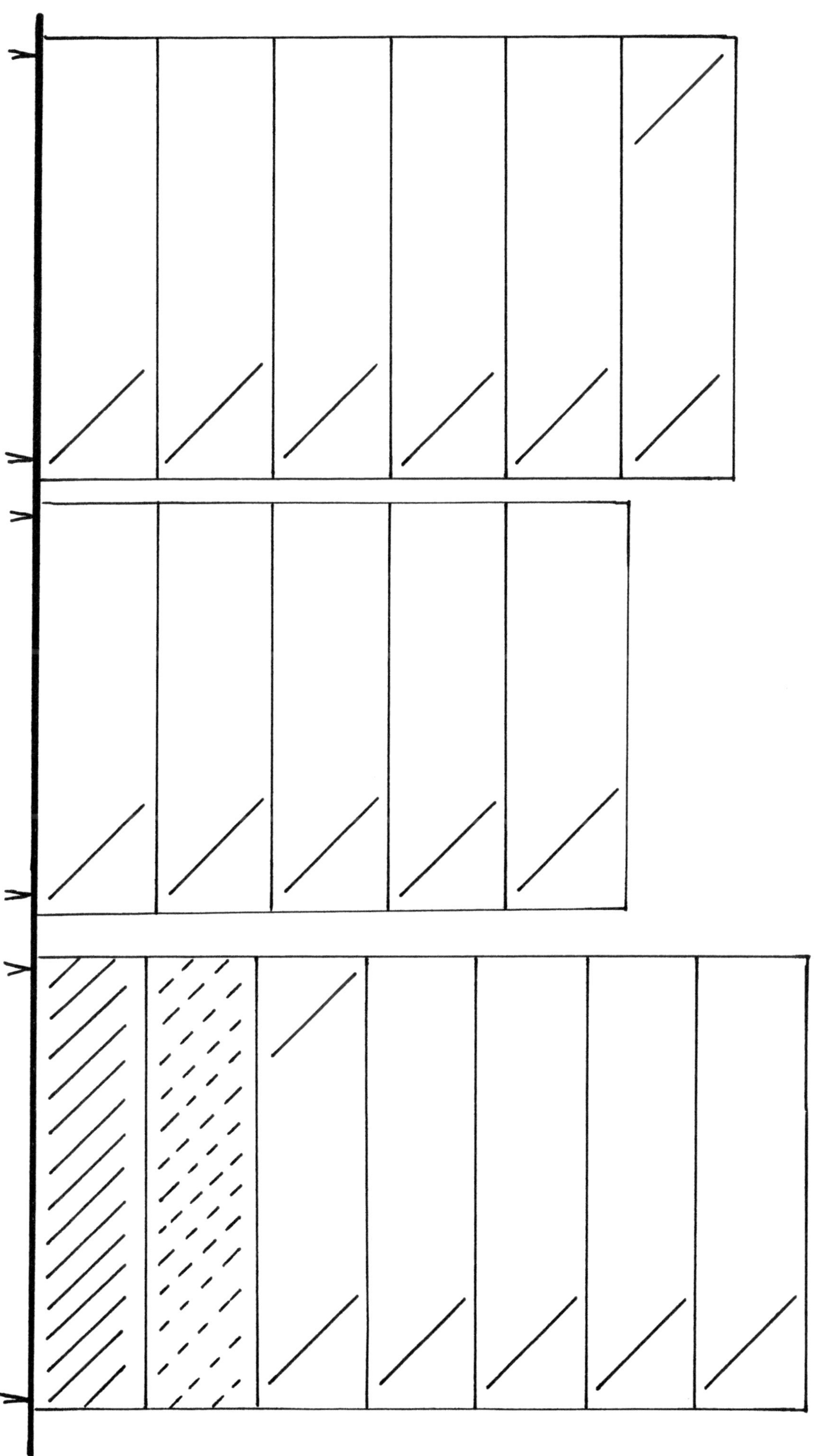

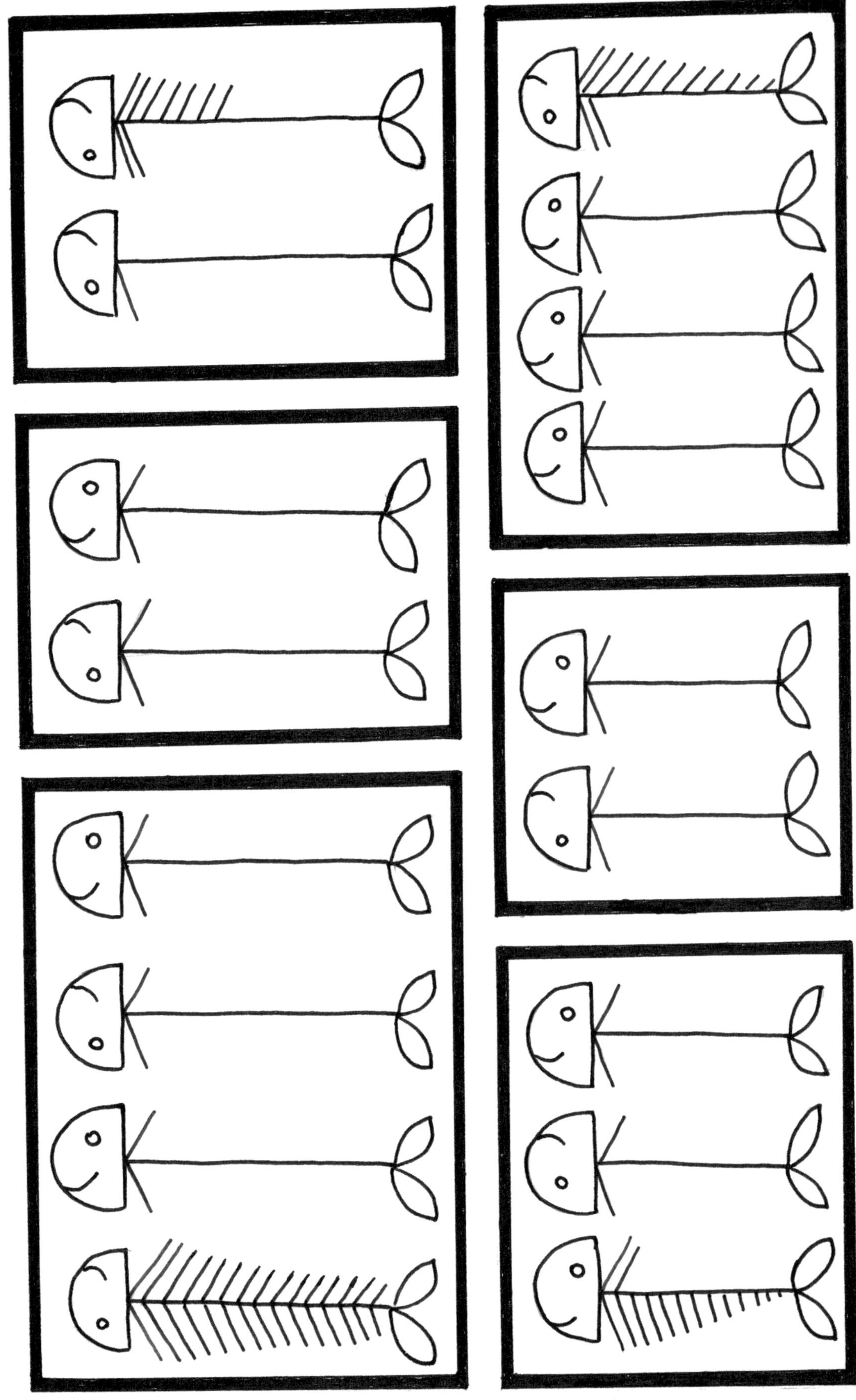

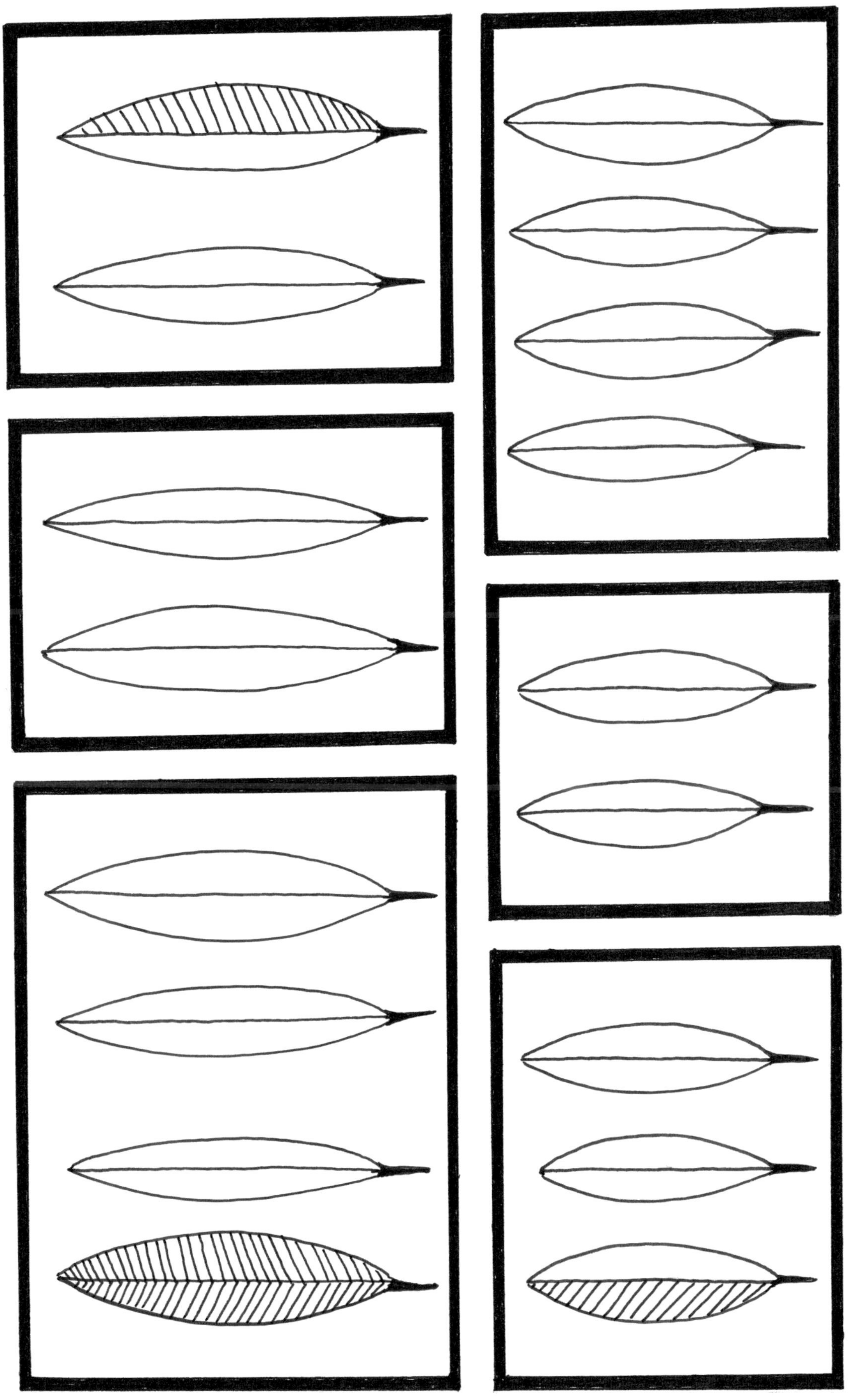

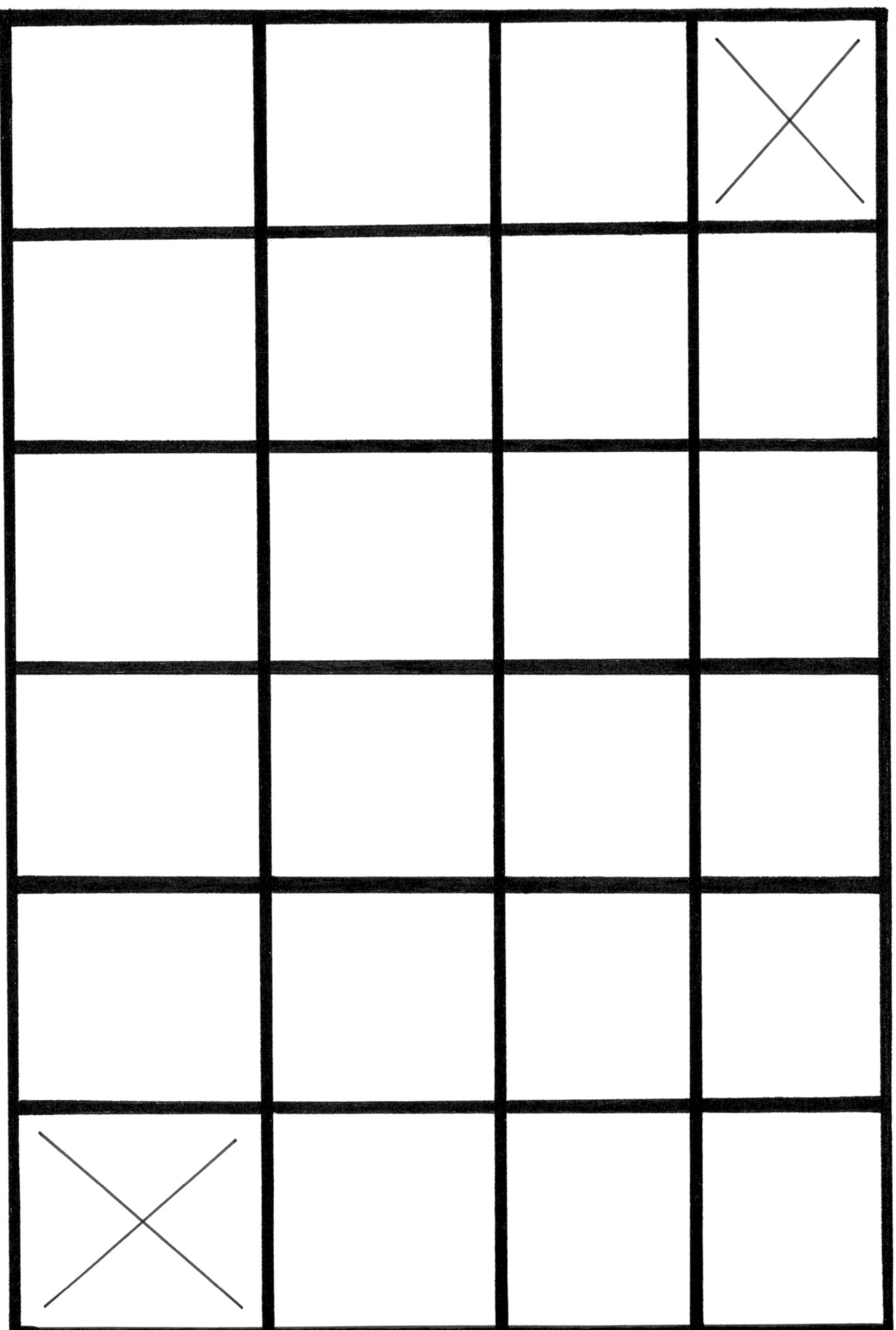

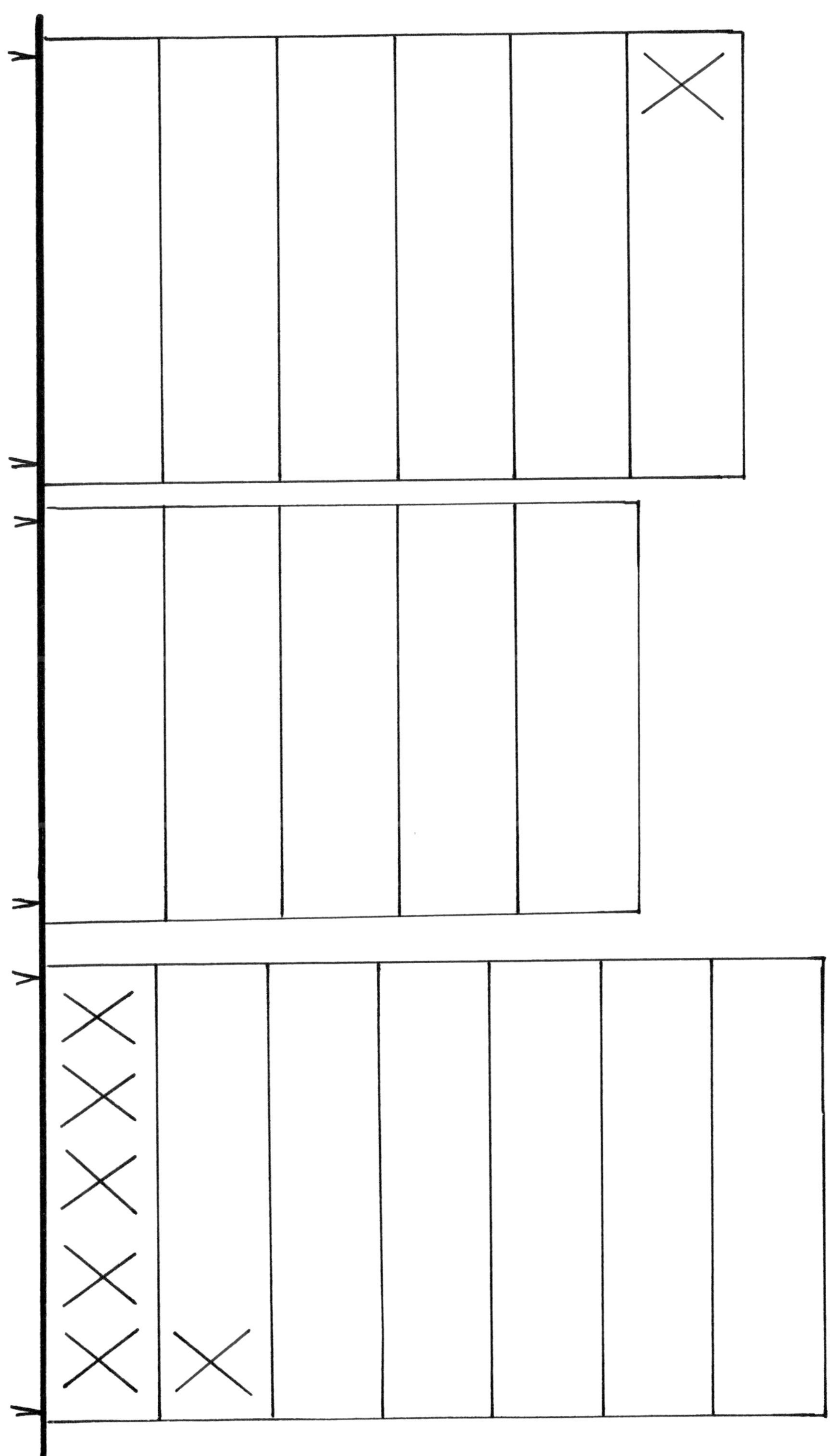

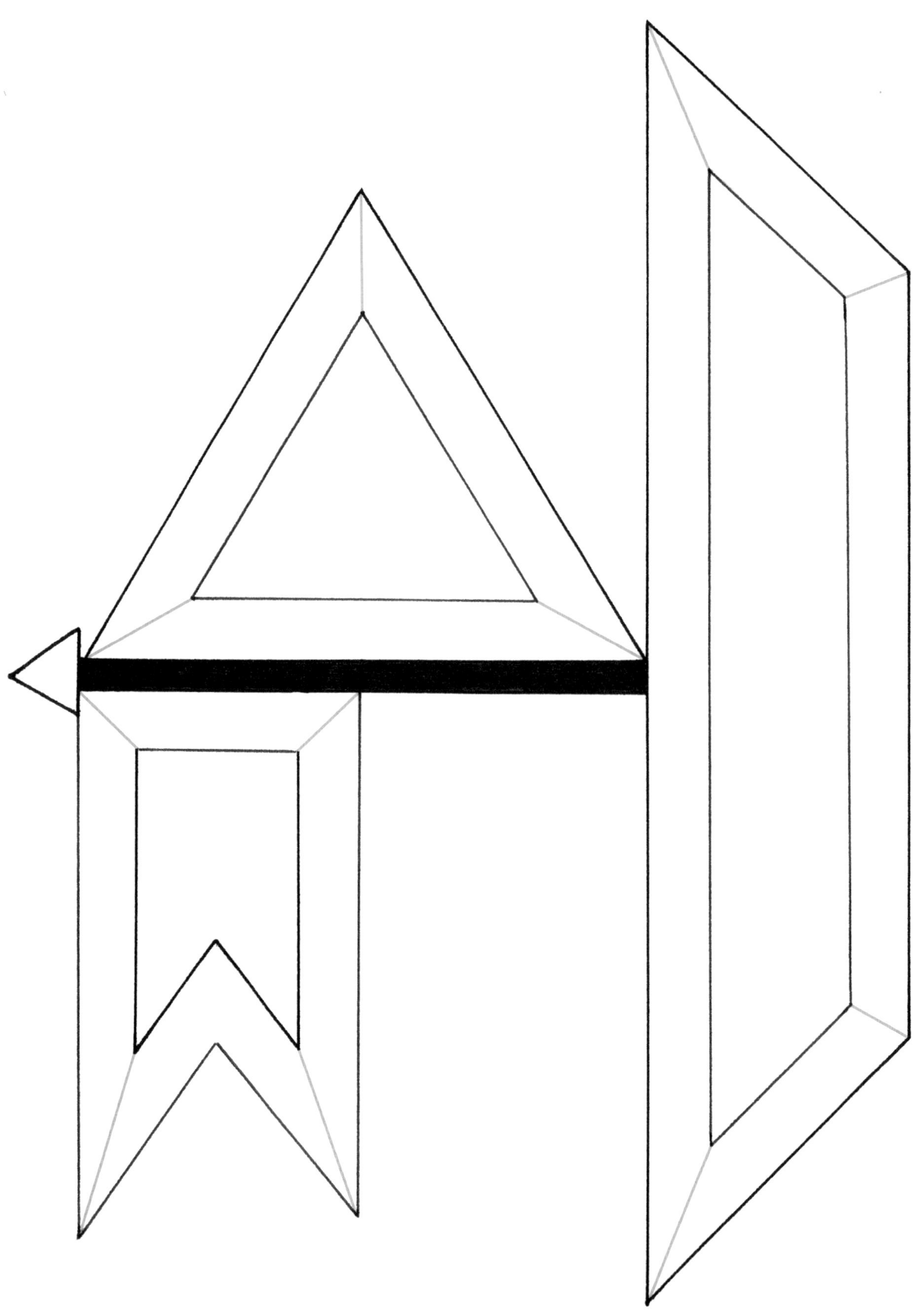

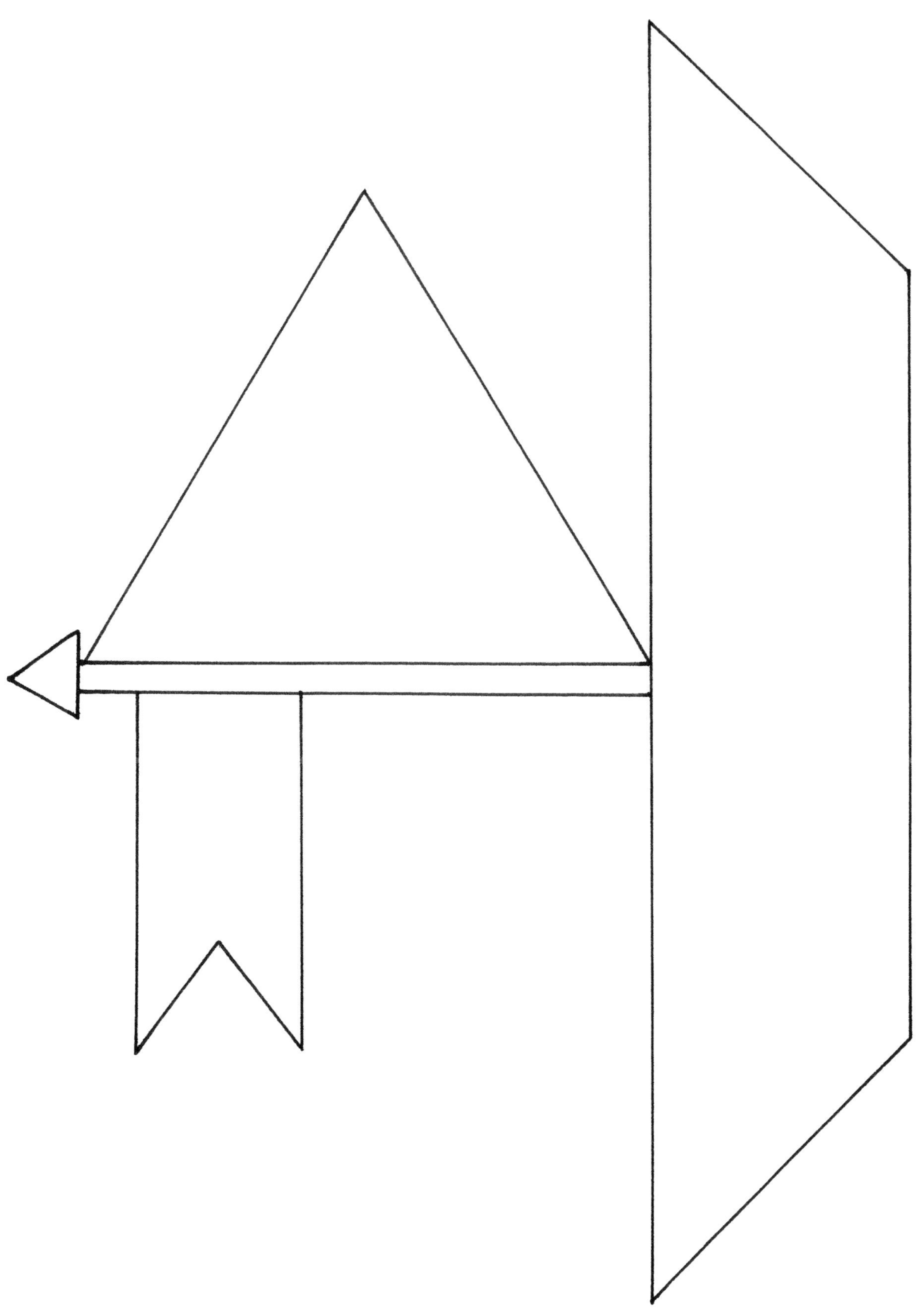

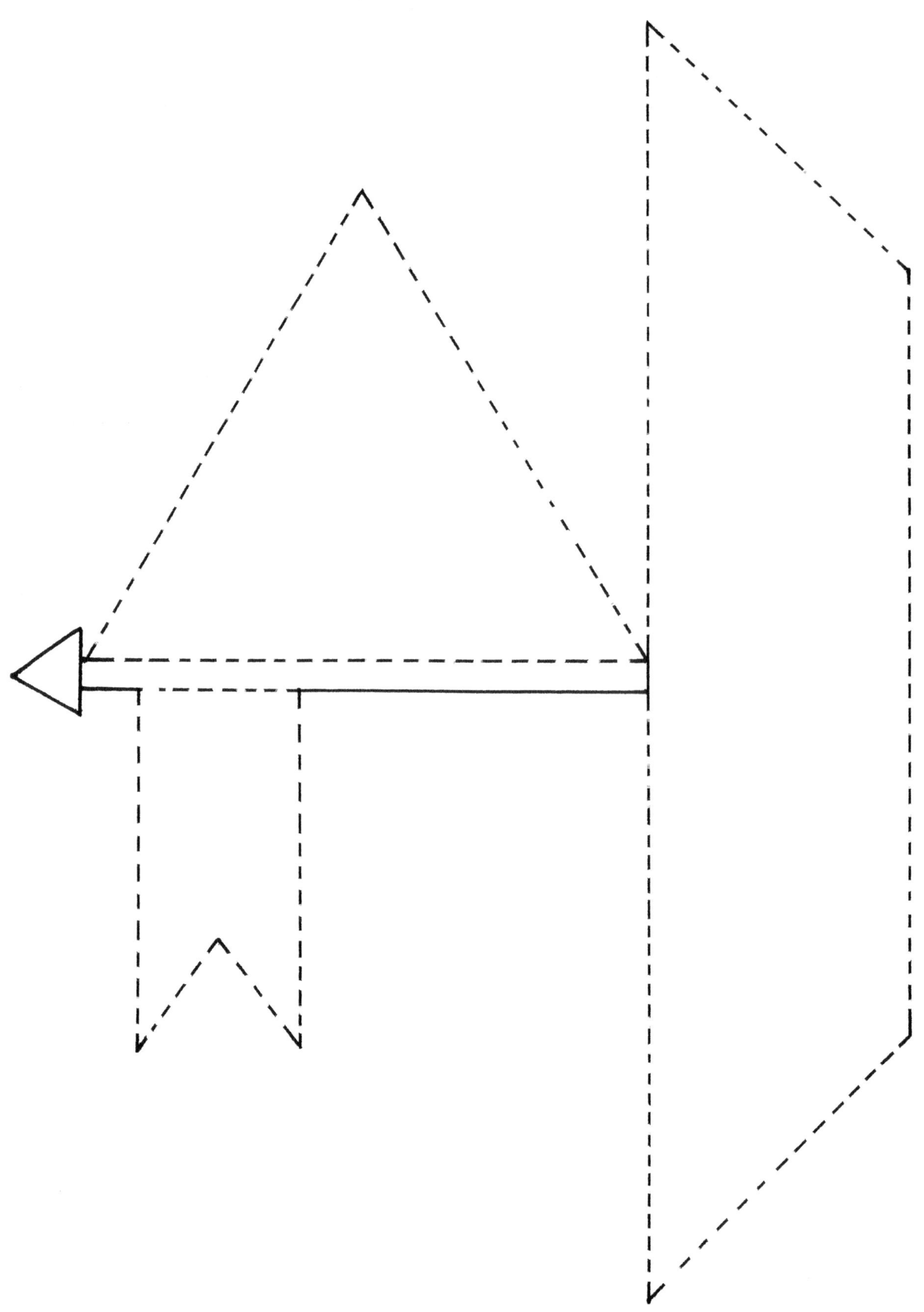

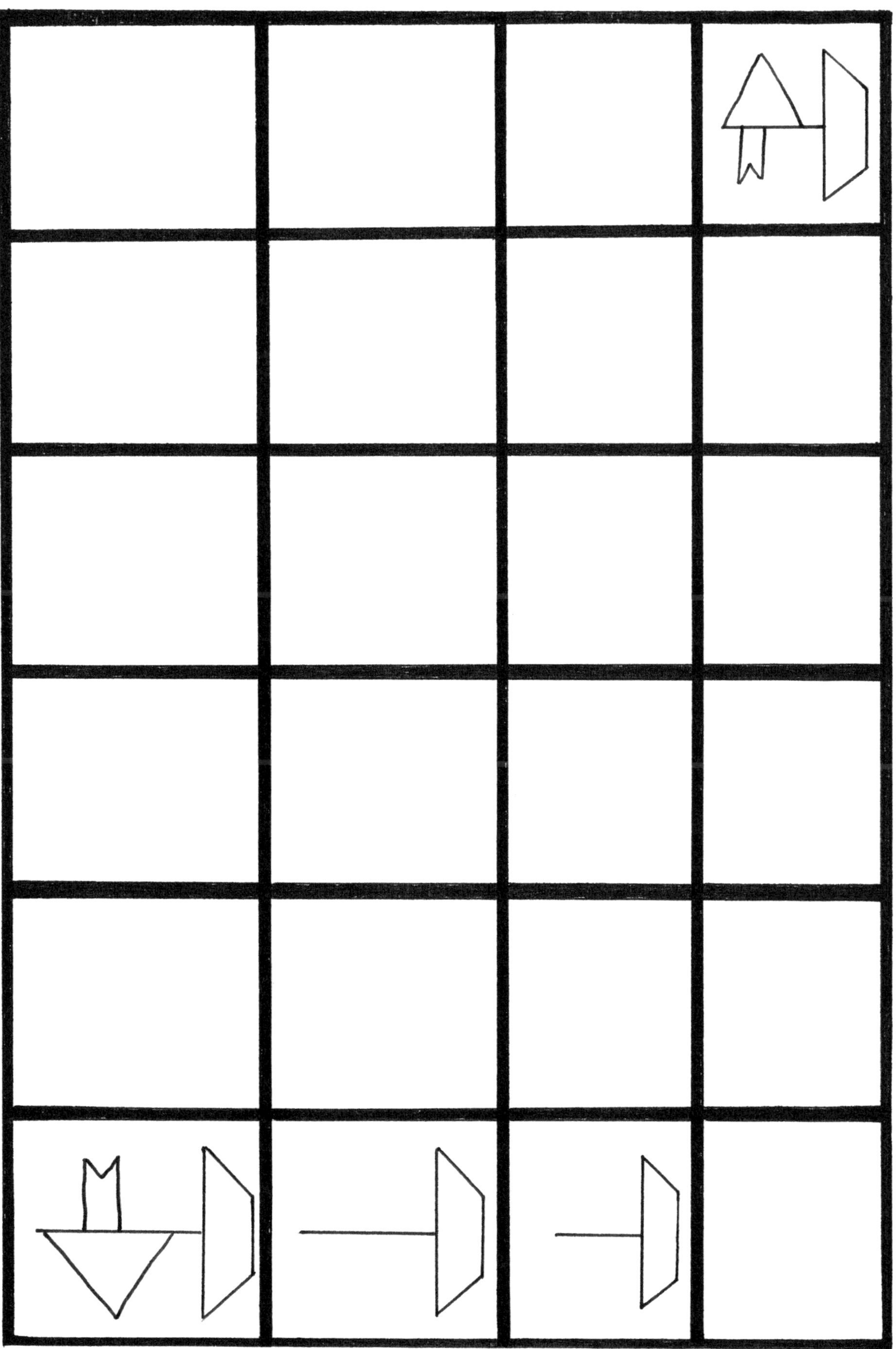

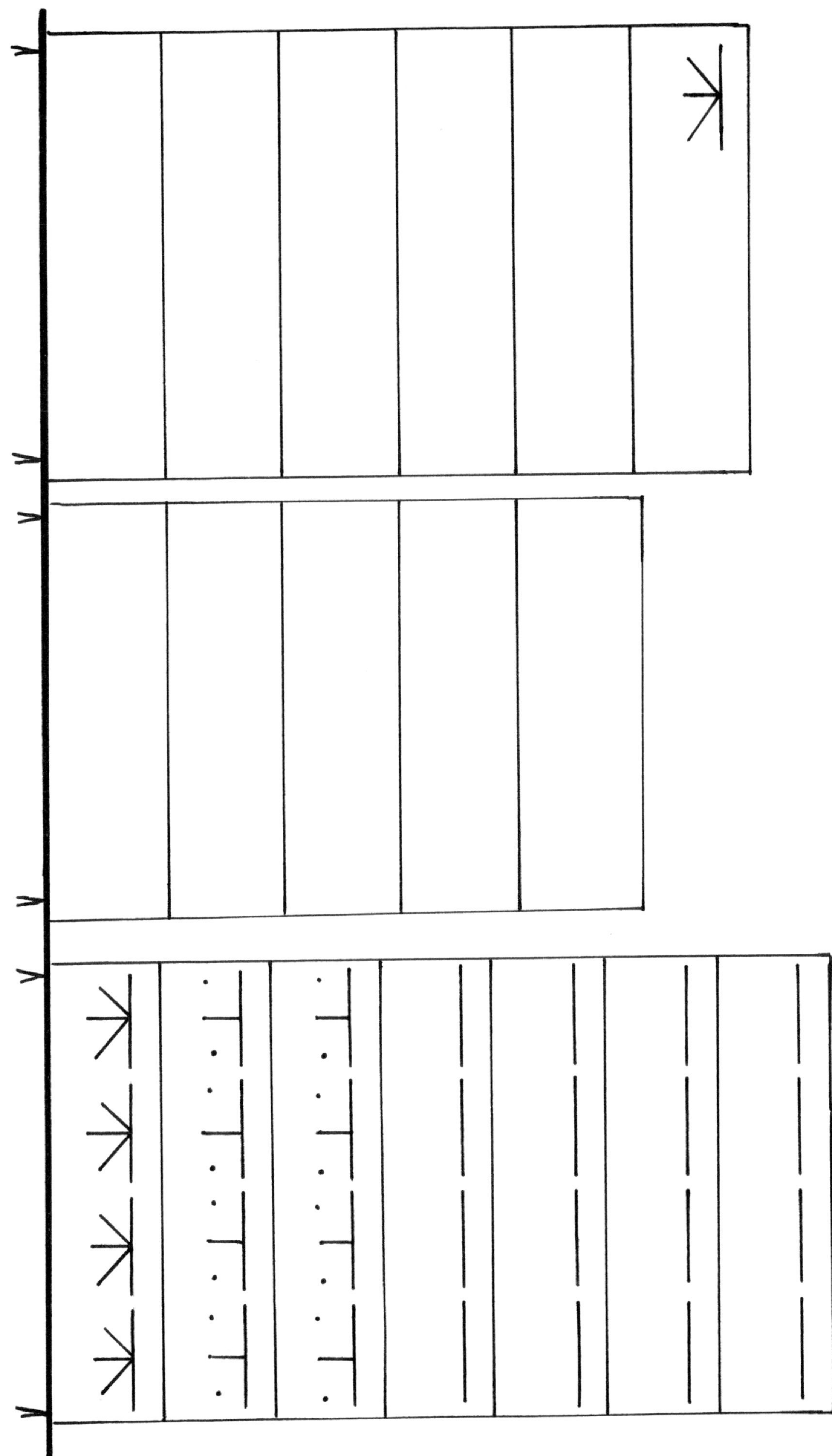

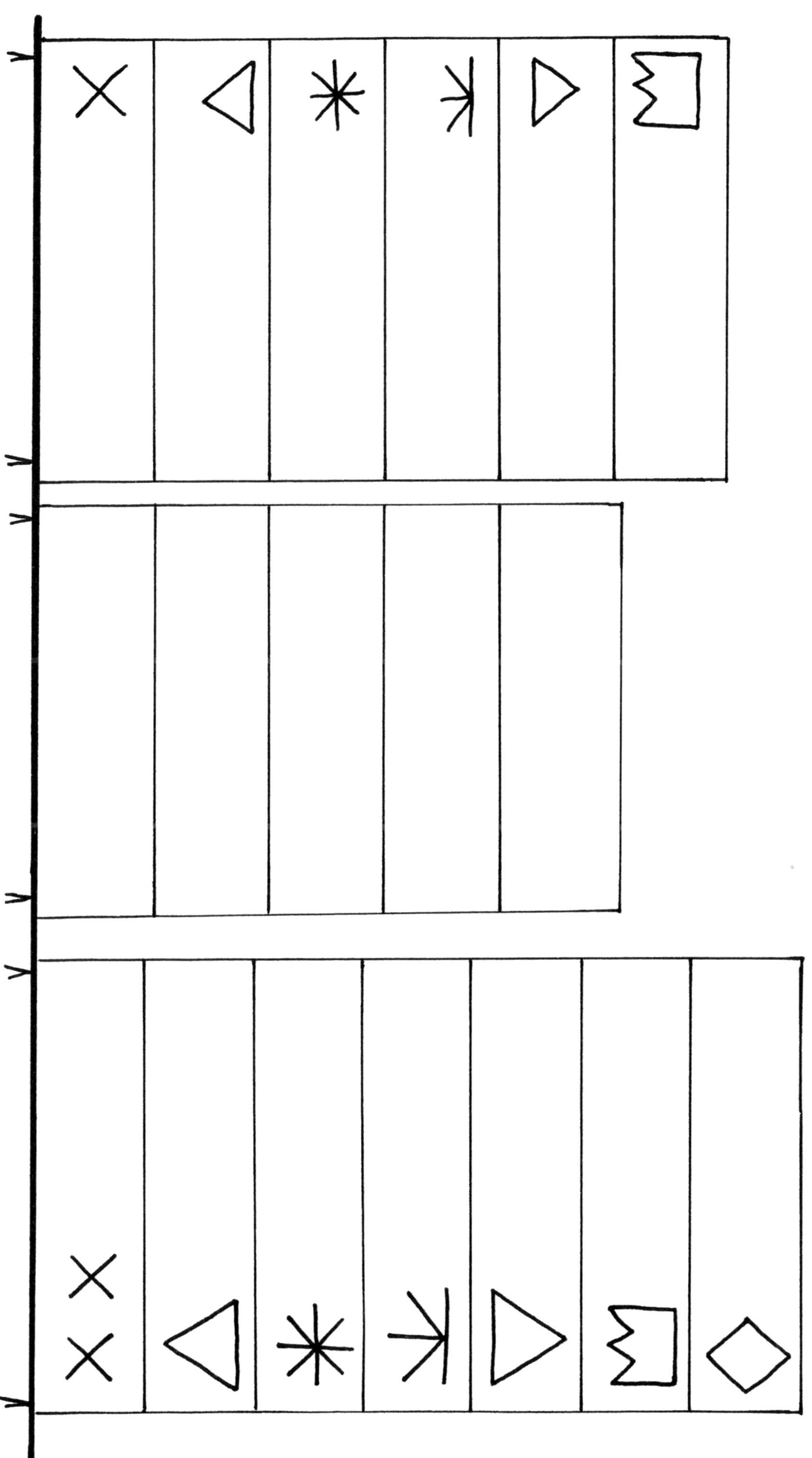

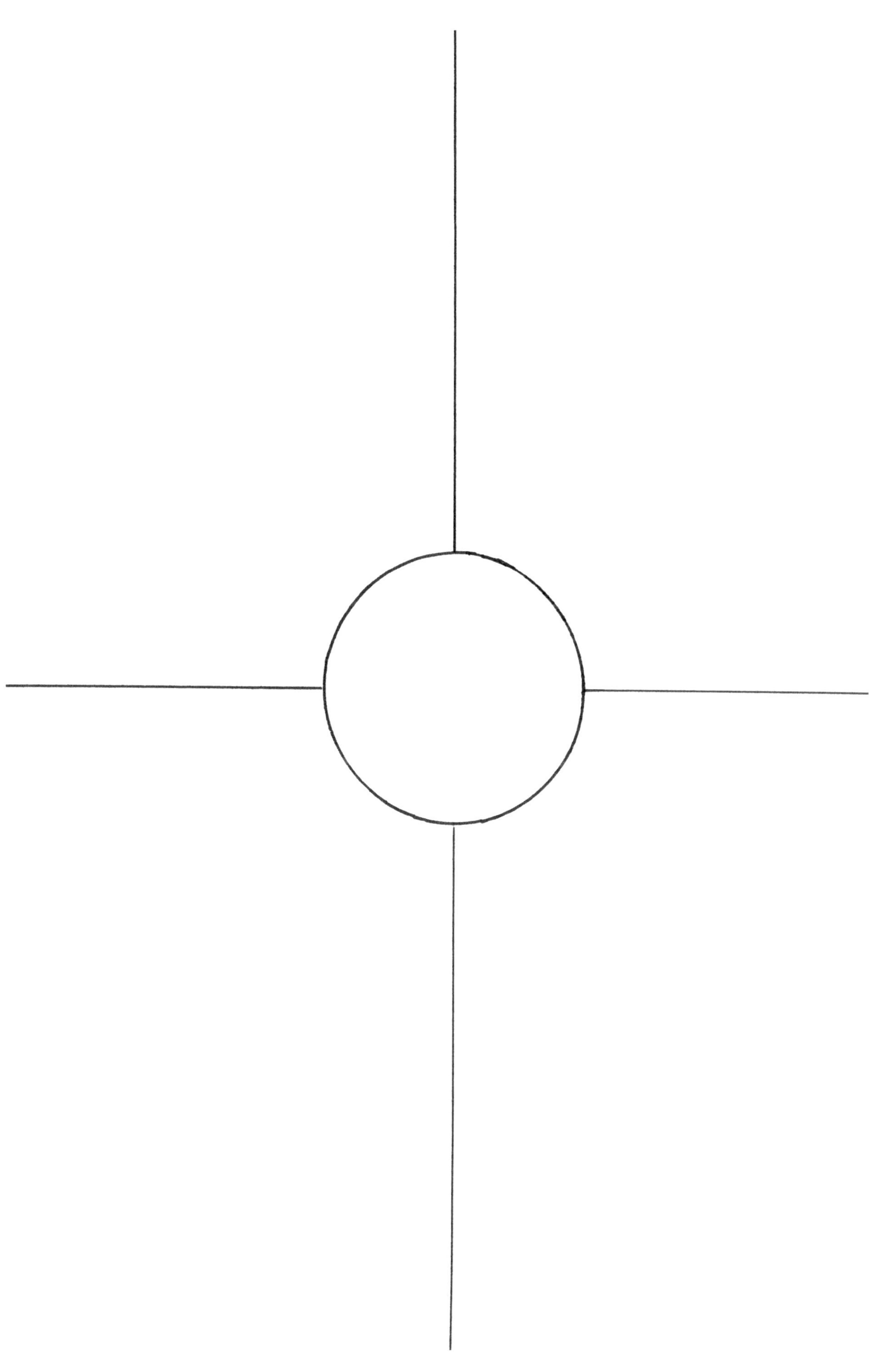

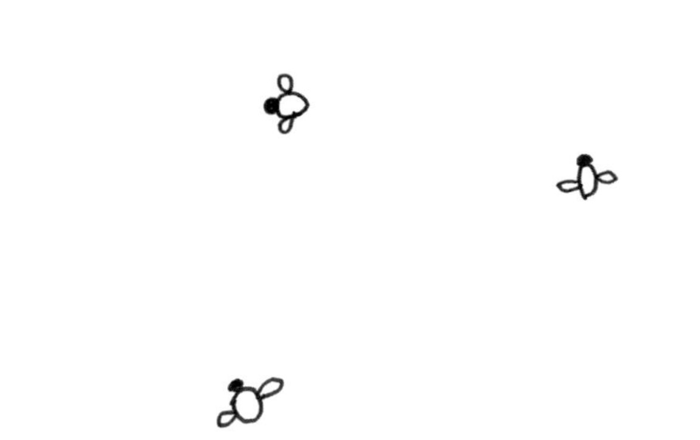

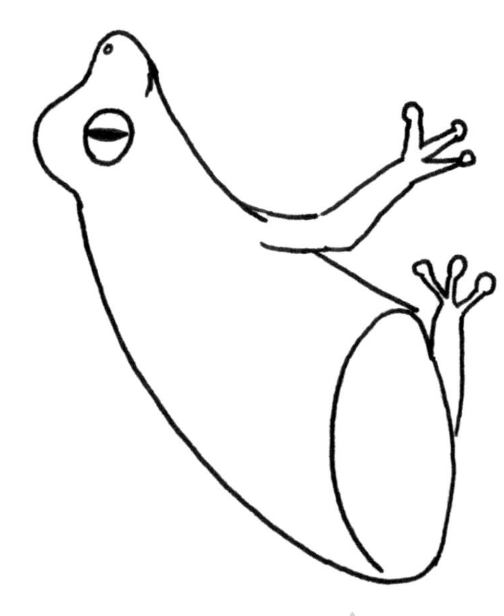

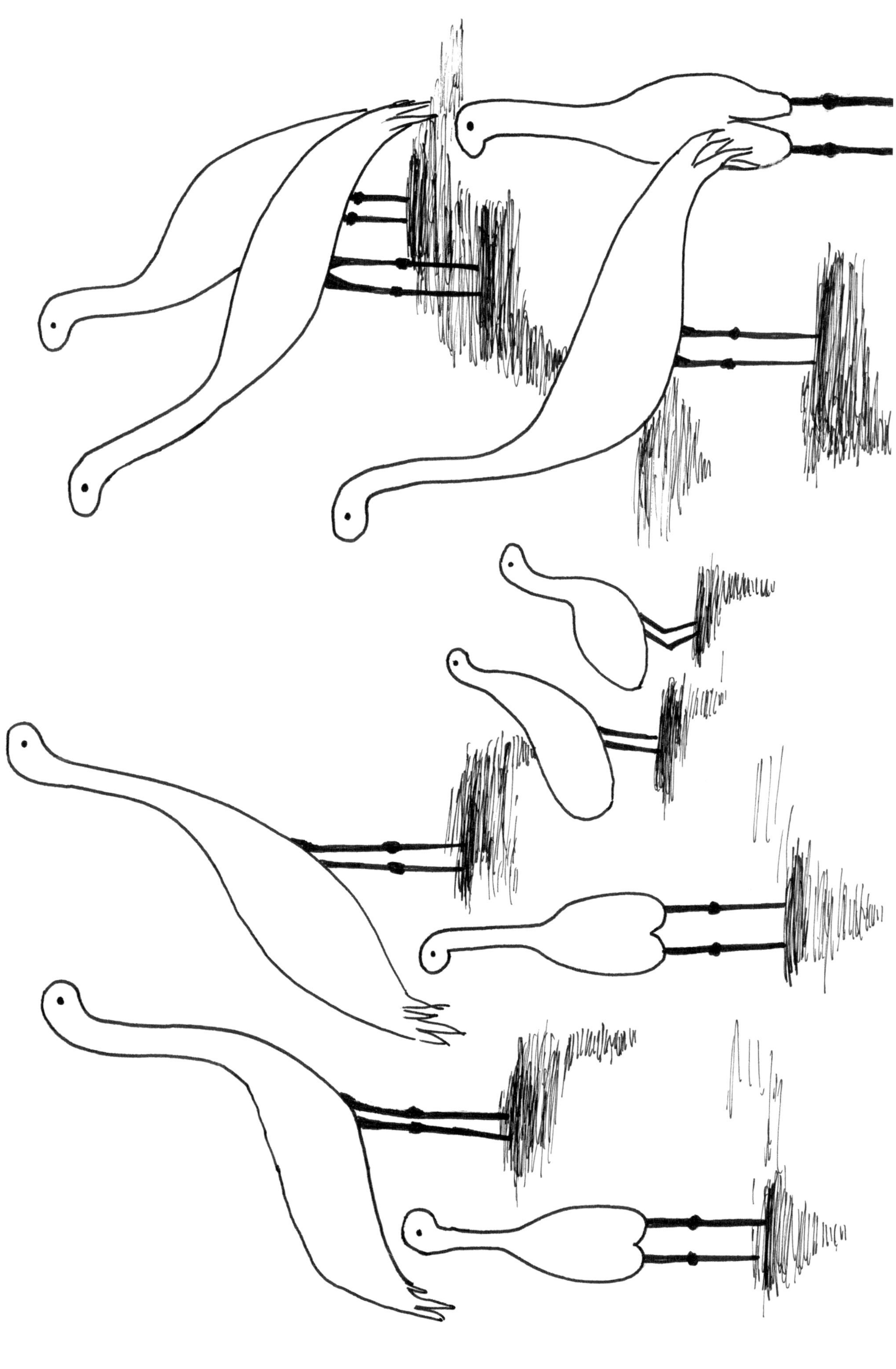

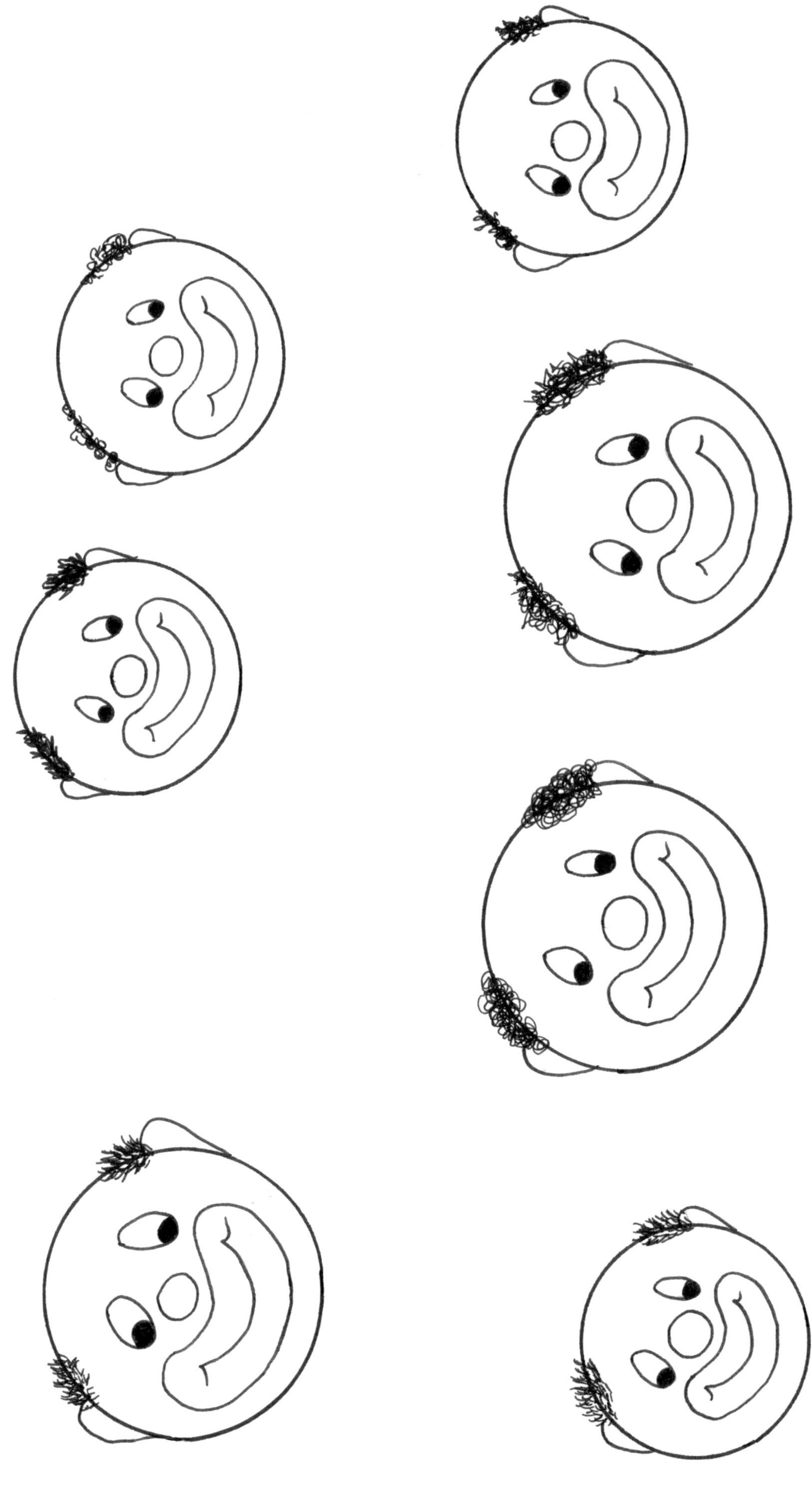

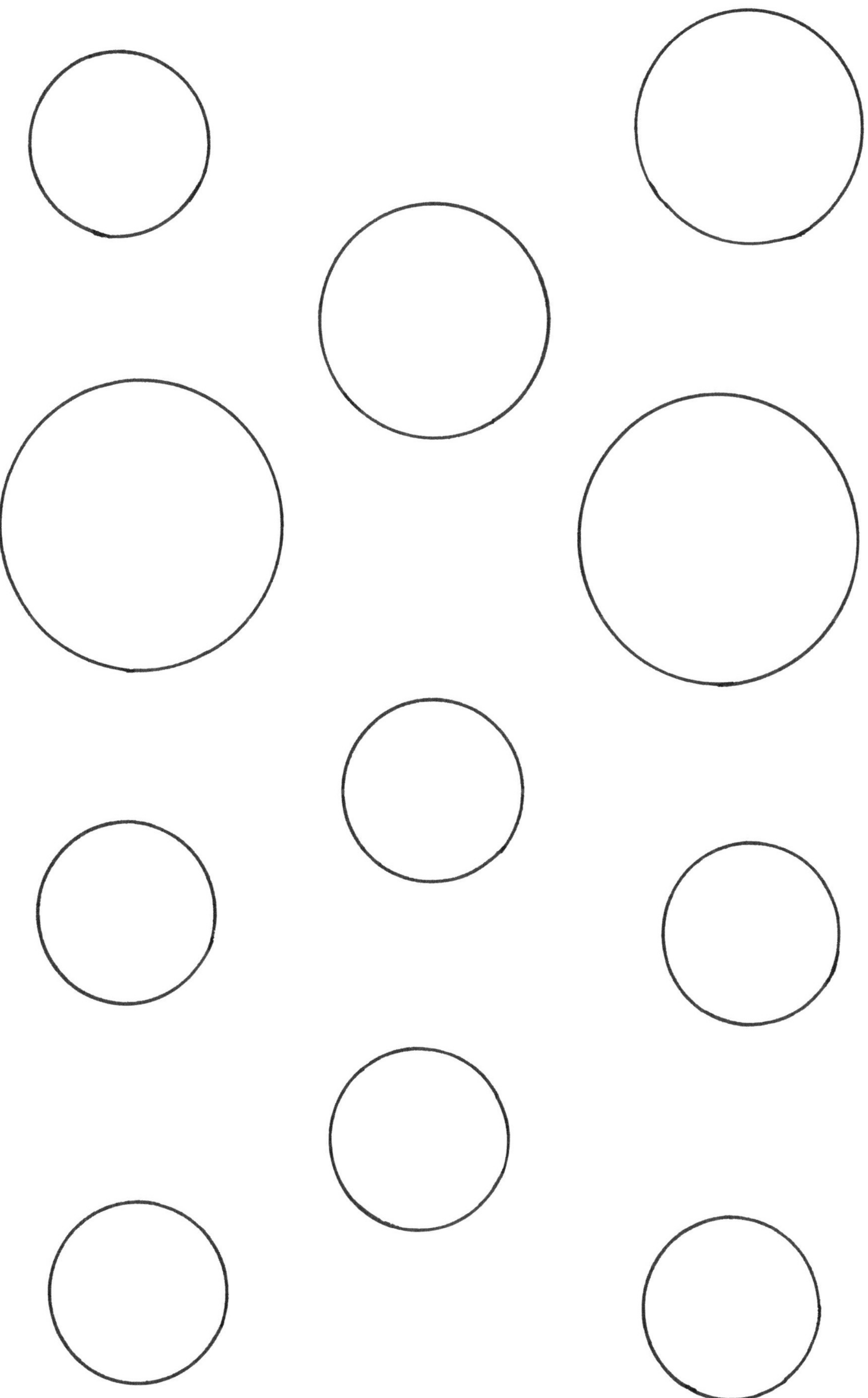

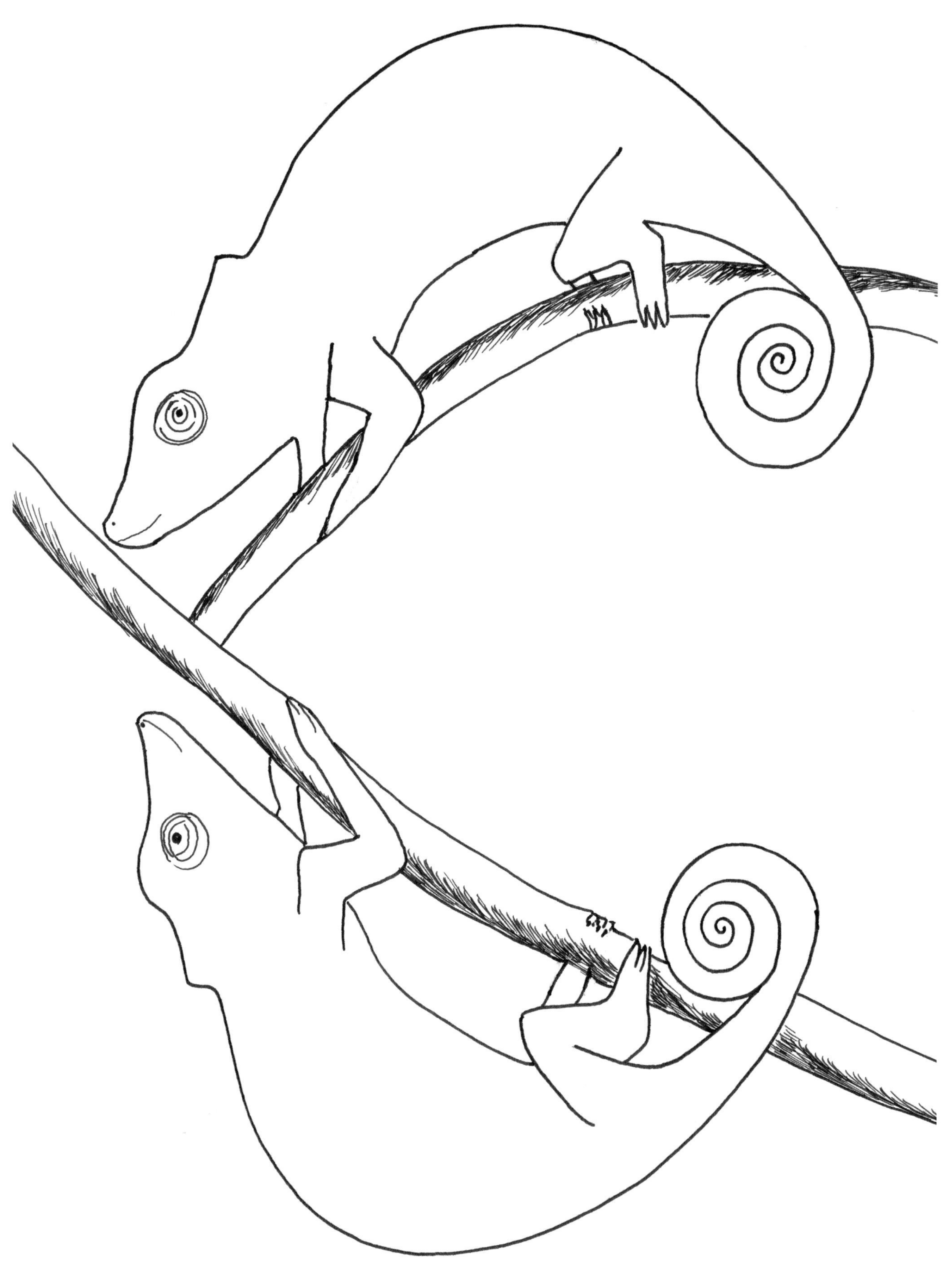

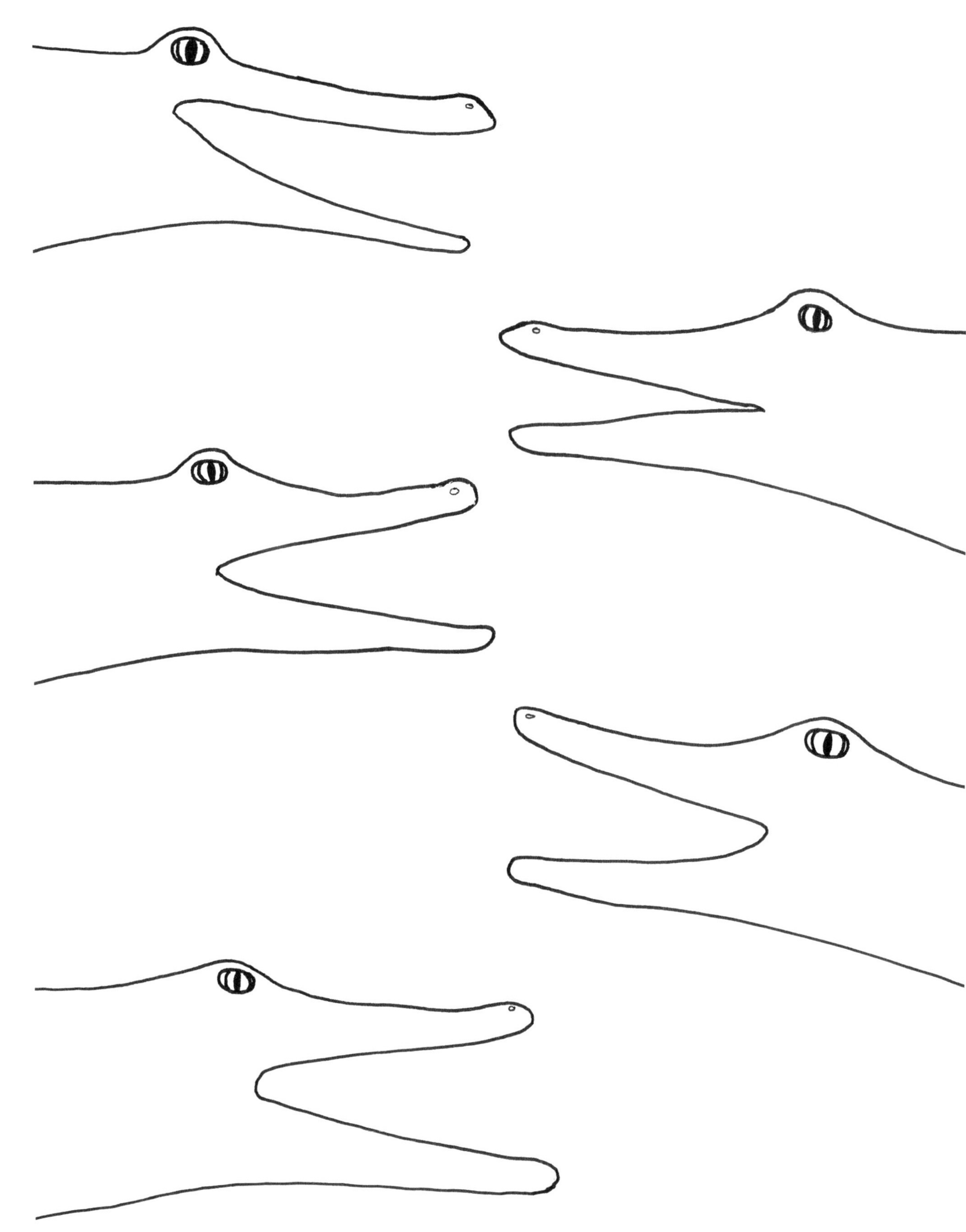

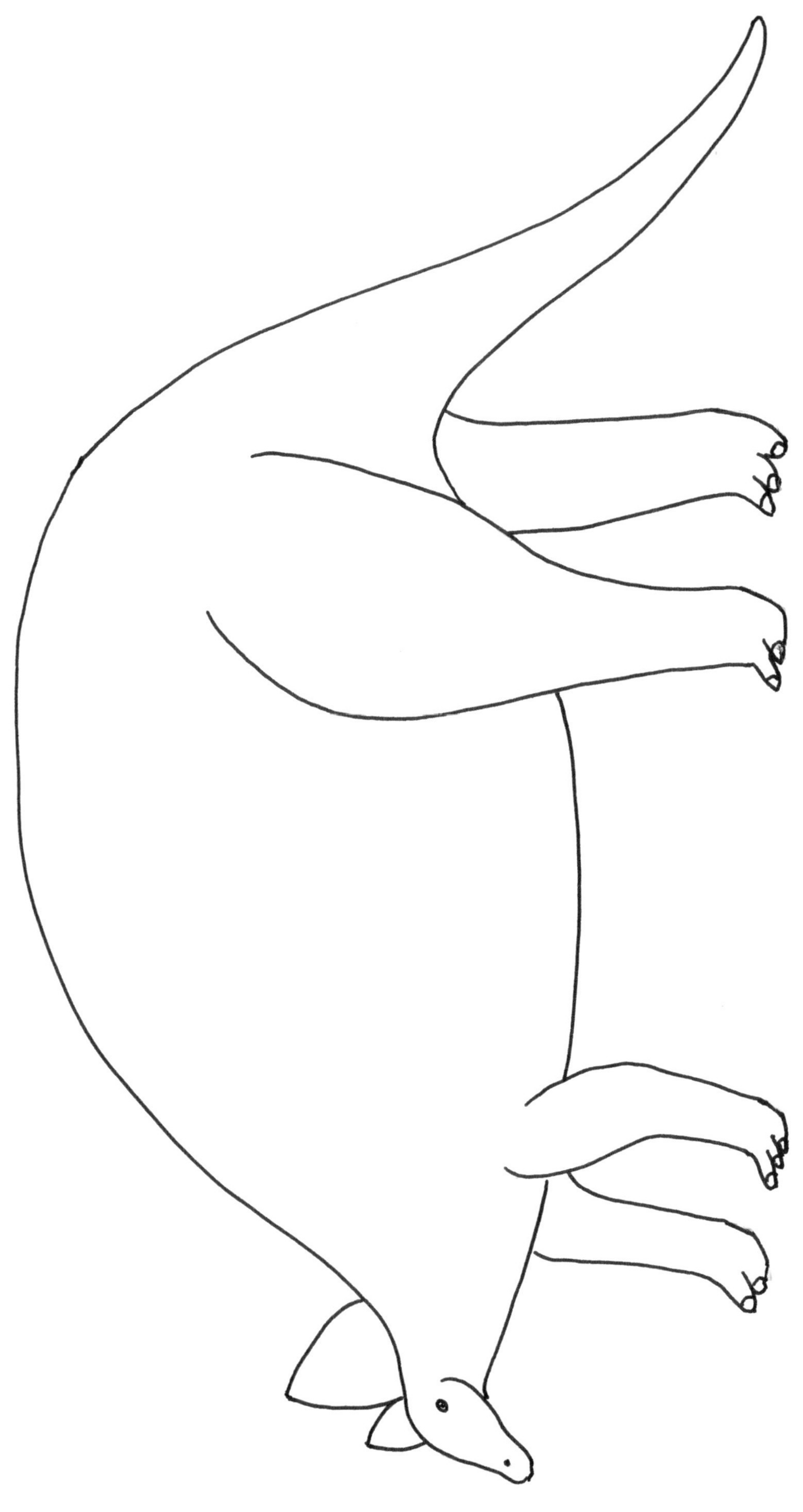

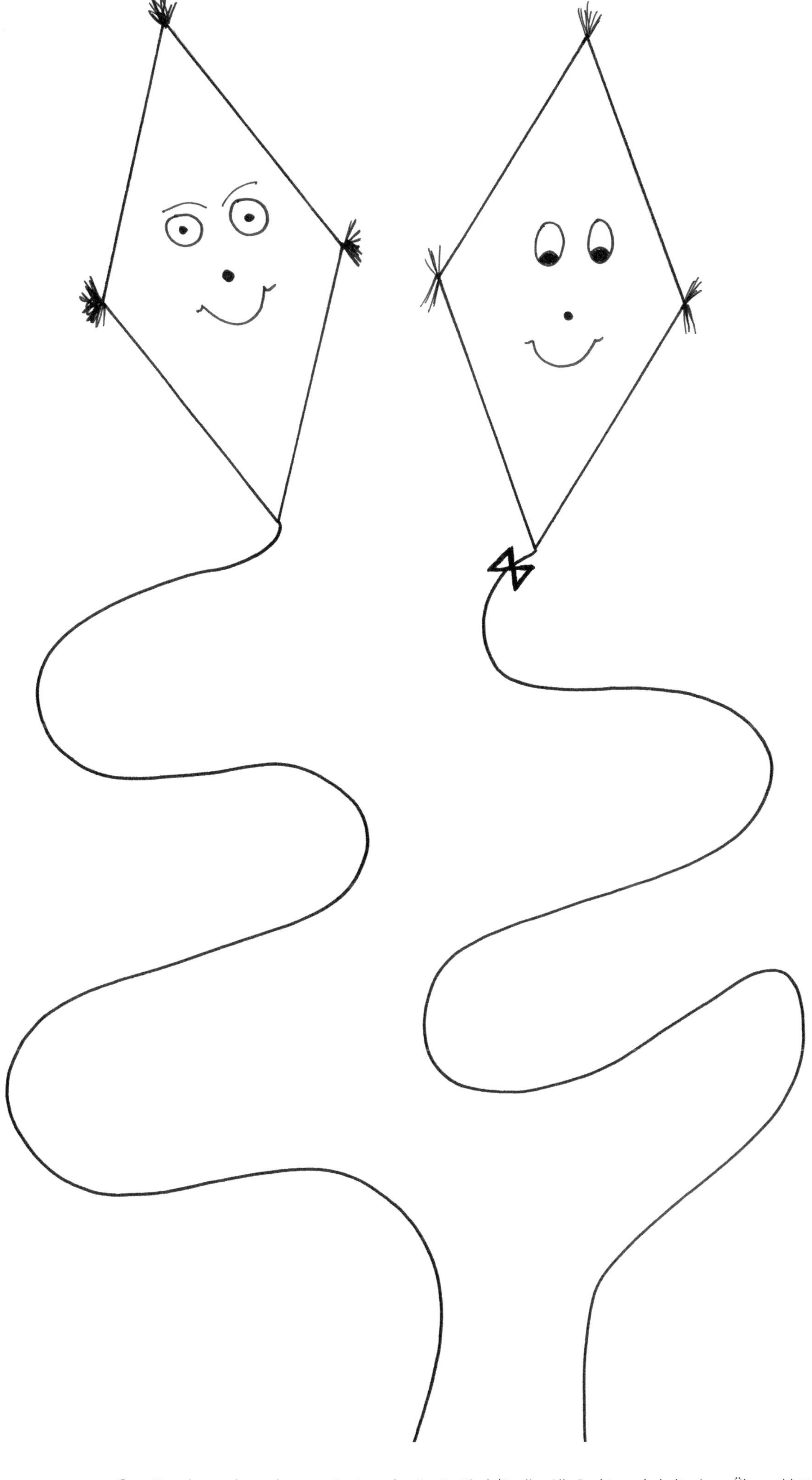

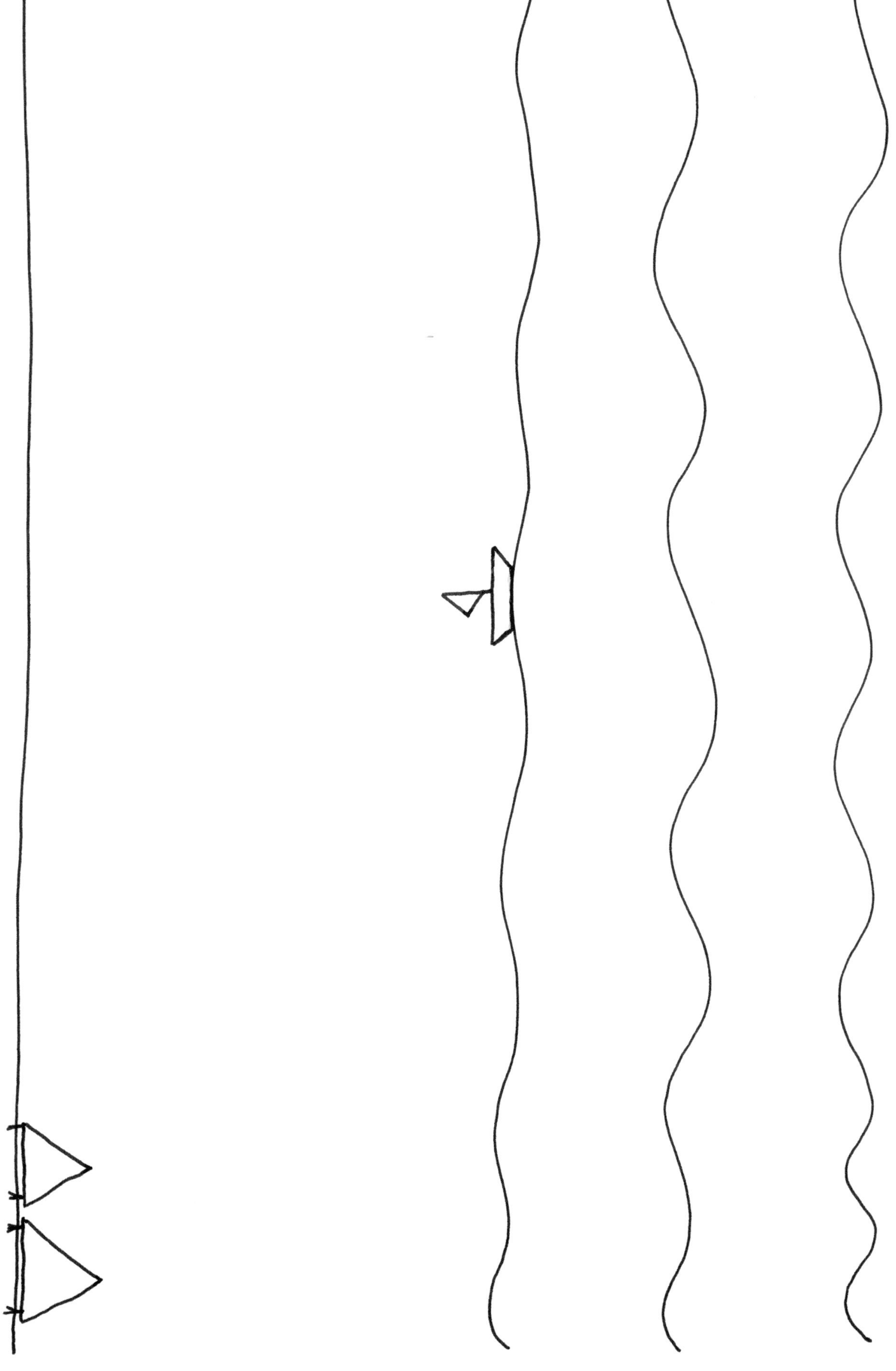

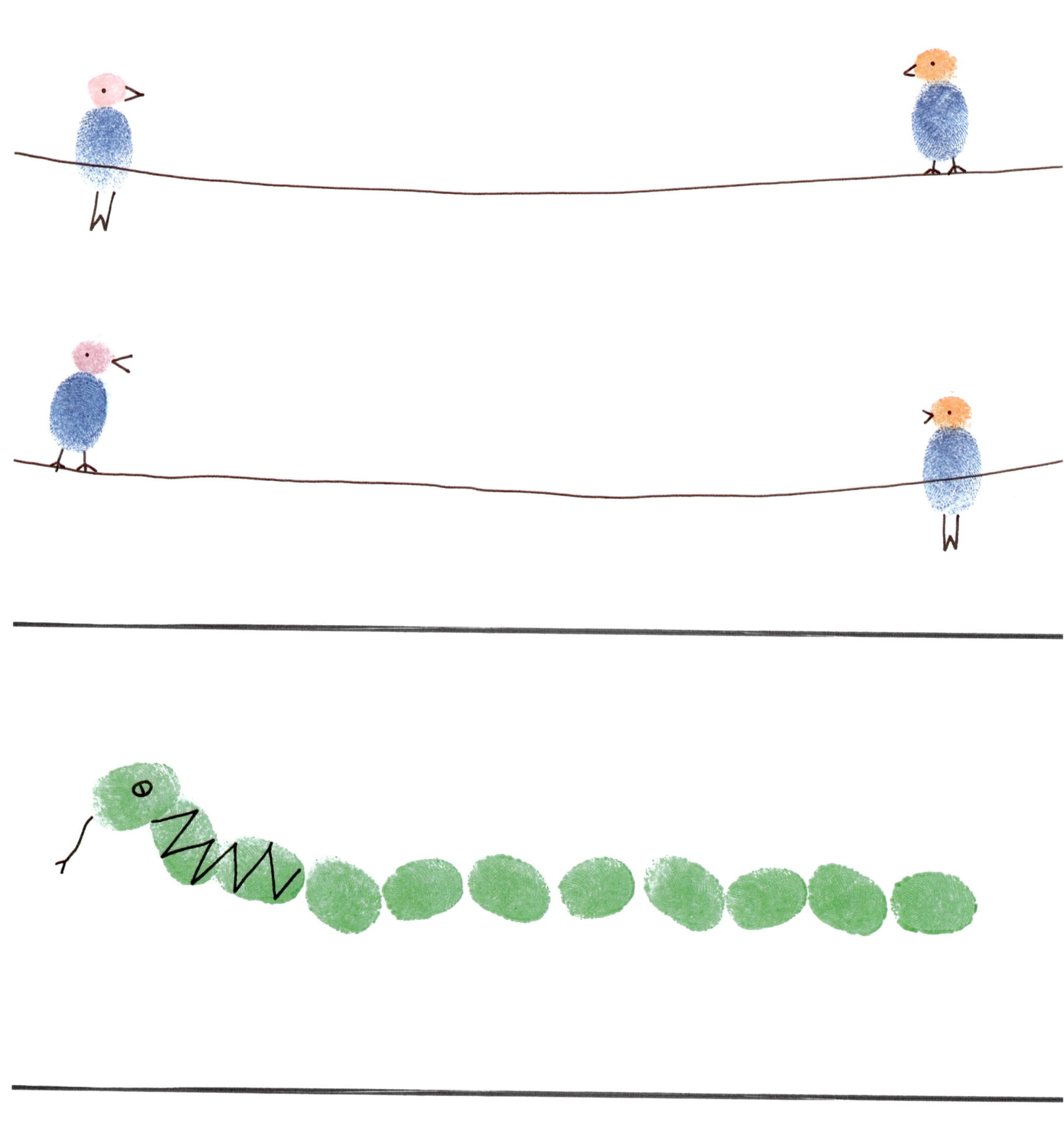

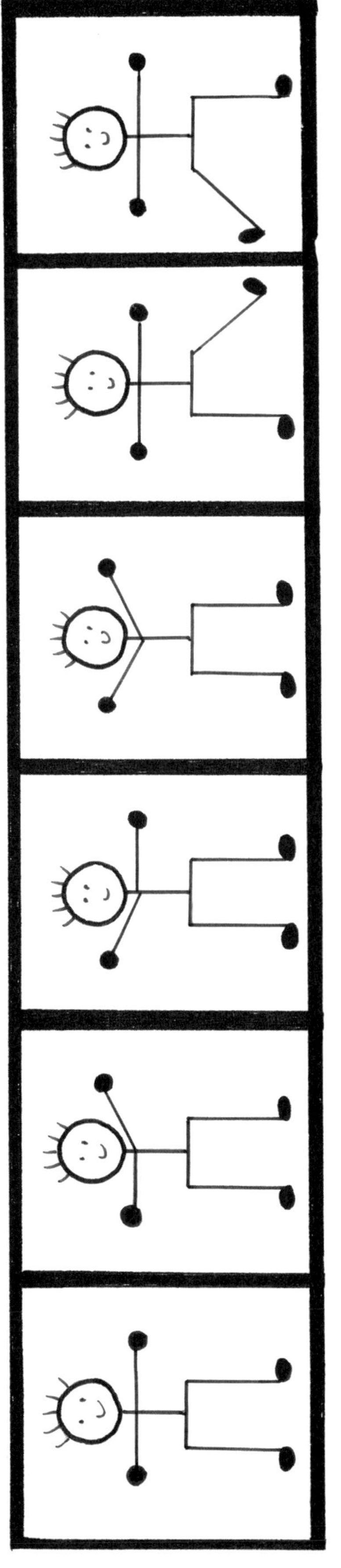

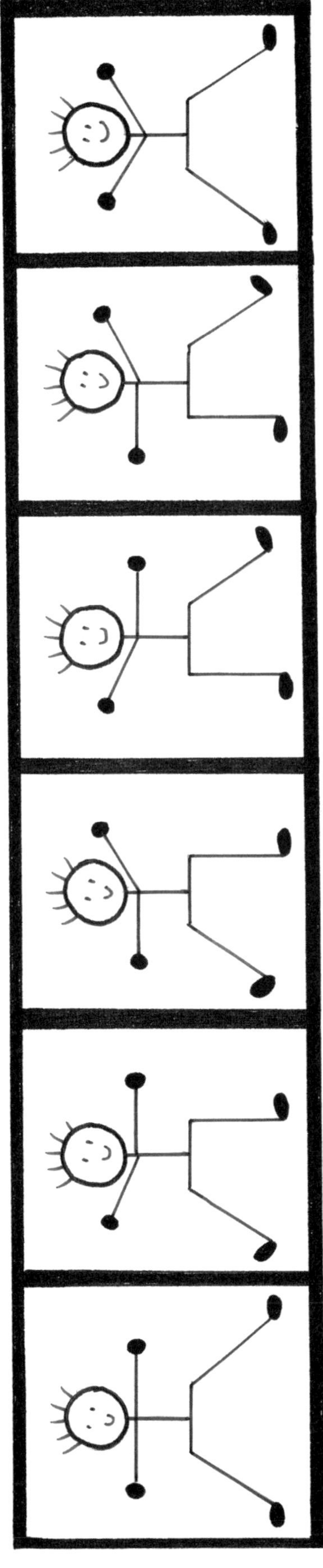

Grafomotorik erleben

Wir sind genauso schnell wie … Andere!
Bis 10 Uhr bestellen, superschnelle Lieferung innerhalb BRD mit DHL Paket ab dem nächsten Tag!

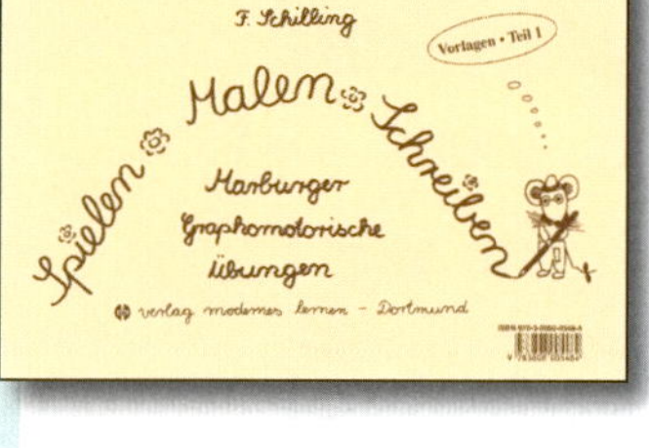

Friedhelm Schilling

Spielen – Malen – Schreiben • Vorlagen • Teil 1

Marburger graphomotorische Übungen

Kindliche Entwicklung ist stark an Erlebnisse und Bedeutungen gekoppelt. Das Kind lernt stets ganzheitlich, d.h. unter Beteiligung unterschiedlicher Sinneskanäle, Zielvorgaben, sozialer Rückmeldesysteme und unterschiedlicher Bewegungserfahrungen. Dies gilt auch für den Erwerb der Kulturtechniken. Der gekonnte Umgang mit Papier und Schreibstift stellt eine wesentliche Voraussetzung für einen reibungslosen Schreib und Leselernprozess dar.
Die Übungen zielen darauf ab, dem Kind die Möglichkeit zu bieten, grundlegende graphische Bewegungsformen in immer neuen Varianten zu erarbeiten bzw. nachzuvollziehen. Die Übungen beginnen mit einfachen Kritzelbewegungen, die dann nach und nach komplexer zu den formalen Grundelementen der Buchstaben hinführen. Kategorien: Kritzelbilder, Striche, Punkte, Bögen und Kreise, Zielpunktieren, Kombination und Muster.
Interessenten: Grundschul- und Sonderschullehrer, Ergotherapeuten, Motopäden, Motologen, Erziehungsberater, Psychologen, Kinderärzte

13. Aufl. 2013, 78 Blatt, davon 66 Blatt Bildvorlagen, Format DIN A4, Block, Alter: 5-8
ISBN 978-3-8080-0548-4 | Bestell-Nr. 5210
12,30 CHF | 7,60 Euro

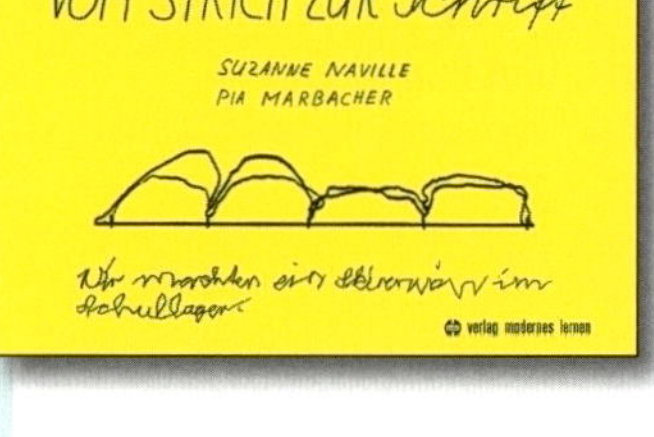

Suzanne Naville / Pia Marbacher

Vom Strich zur Schrift

Ideen und Anregungen zum graphomotorischen Training

Bei allen Arten von grafomotorischen Schwierigkeiten muss die Grundlage des Schreibvorganges, d.h. die Strichführung, gründlich geschult werden. Dieses Übungsbuch gibt deshalb hauptsächlich Anregungen zu verschiedensten Strichübungen, die erst in den letzten Übungsblättern ein Ausformen der Buchstaben anstreben.
Die Übungsauswahl der Strichführungen kann nach den folgenden Prinzipien erfolgen:
- Striche in allen Richtungen
- Striche in einheitlichen Formen (Kreise, Bogen, Schleifen)
- Striche in wiederholbaren Mustern
- Striche mit Formenergänzung und räumlicher Vorstellung.

Alle diese Stricharten können in verschiedener Art geübt werden:
- groß – mittel – klein (auf Heftlinie),
- langsam – im eigenen Tempo – schneller,
- kräftig – mittel – schwach.

7. Aufl. 2012, 99 Blatt, Format DIN A4, Block, Alter: 4-8
ISBN 978-3-8080-0137-0 | Bestell-Nr. 5212
15,50 CHF | 9,60 Euro

Tina Dresbach

Unterwegs mit Ferdinand

Eine Geschichte mit Übungen zur Grafomotorik

Jedes Kind ist individuell. Manche Kinder malen und basteln gerne, andere sind lieber auf dem Fußballfeld unterwegs. Genauso individuell muss das Übungs- und Therapiematerial auf die Kinder abgestimmt werden. Die meisten Kinder mögen illustrierte Geschichten. In „Unterwegs mit Ferdinand" zeigt eine kleine Maus den Kindern, welche Tiere in Wald und Feld leben und welche Gefahren für eine kleine Feldmaus in der Natur lauern. Jede Seite enthält Malaufgaben. Somit werden Malmuffel auf nette Art und Weise an kleine Übungen herangeführt. Da die Bilder in schwarzweiß gehalten sind, können neben den grafomotorischen Aufgaben alle Bilder auch farbig ausgemalt werden. Die Texte sind kurz gehalten, so dass gerade ungeduldige Kinder nicht so schnell die Lust verlieren. Außerdem können Grundschüler damit motiviert werden, ein paar Sätze selbständig zu lesen.

Das Buch richtet sich an Vorschul- und Grundschulkinder zwischen 5 und 8 Jahren und Kinder mit Entwicklungsverzögerung, deren feinmotorischen Fähigkeiten noch ein wenig Übung benötigen.

2013, 52 S., Format DIN A4 quer, geh, Alter: 5-8
ISBN 978-3-8080-0723-5 | Bestell-Nr. 5223
13,90 CHF | 8,60 Euro

Martin Vetter / Susanne Amft / Karoline Sammann / Irene Kranz

G-FIPPS: Grafomotorische Förderung

Ein psychomotorisches Praxisbuch

Die von den Autoren im Rahmen eines integrativ und präventiv ausgerichteten Forschungsprojektes entwickelte G-FIPPS-Förderkonzeption zur grafomotorischen Unterstützung von Kindern lässt sich ideal im Kindergarten- und Grundschulbereich einsetzen, ist aber auch in Kindergruppen außerhalb des schulischen Settings durchführbar. Den roten Faden bietet eine spannende Rahmengeschichte mit dem bekannten Elefanten Elmar aus den Büchern von David McKee. Durch die Möglichkeit der individuellen Arbeitsweise in der Gruppe haben Kinder mit unterschiedlichen Voraussetzungen die Chance, von der Förderung zu profitieren. Somit wird Inklusion ermöglicht. Die Besonderheit der G-FIPPS-Förderkonzeption ist es, dass es sich nicht um ein auf den Erwerb von grob- und feinmotorischen Fertigkeiten reduziertes Lernprogramm handelt. G-FIPPS erhebt den Anspruch, zur Verbesserung von grafomotorischen Fähigkeiten auch den persönlichen Ausdruck und die sozial-kommunikativen Fähigkeiten des Kindes, im Sinne eines umfassenden psychomotorischen Grafomotorik-Verständnisses, zu fördern.

2. Aufl. 2016, 192 S., farbige Abb., Format DIN A4, Klappenbroschur, Alter: 4-8 | **ISBN 978-3-938187-52-4 | Bestell-Nr. 9402**
36,95 CHF | 22,80 Euro

vml verlag modernes lernen

Schleefstraße 14, D-44287 Dortmund
Telefon 02 31 12 80 08, Fax 02 31 12 56 40
Gebührenfreie Bestell-Hotline: Telefon 08 00 77 22 345, Fax 08 00 77 22 344
Leseproben und Bestellen im Internet: www.verlag-modernes-lernen.de

Bücher von Sabine Pauli und Andrea Kisch

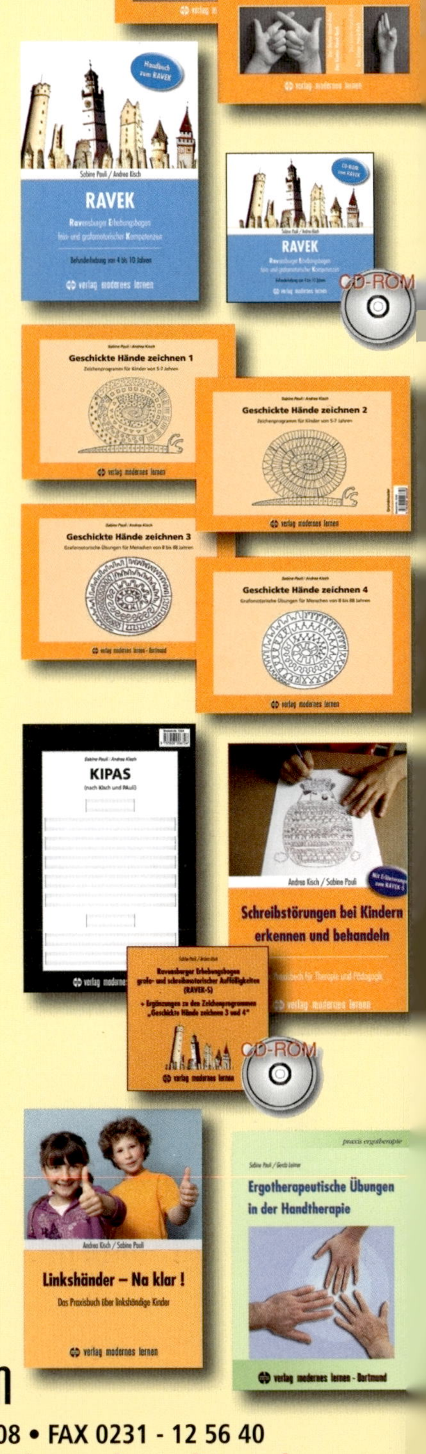

- **„Ganz schön schräg"**
  Förderung beim Erlernen der Schräge – Praxisbuch für Therapie und Pädagogik
  2018, 144 S., Beigabe: 90 Übungsblätter auch als Download, Format DIN A4, Ringbindung
  Bestell-Nr. 1282, € 21,95

- **Spiele zur Förderung der Handgeschicklichkeit und Grafomotorik** – für Therapie und Pädagogik
  Sept. 2018, ca. 128 S., farbige Abb., Beigabe: Materialien zum Download, Format 16x23cm, Ringbindung
  Bestell-Nr. 1617, € 21,95

- **Was ist los mit meinem Kind?**
  Bewegungsauffälligkeiten und Wahrnehmungsstörungen bei Kindern
  2. Aufl. 2017, 128 S., Format DIN A5, br, **Bestell-Nr. 1088, € 13,95**

- **Geschickte Hände**
  Handgeschicklichkeit bei Kindern – Spielerische Förderung von 4-10 Jahren
  Neuausgabe 2016, 208 S., mit Lesezeichen, Format 16x23cm, Klappenbroschur, **Bestell-Nr. 1609, € 19,95**

- **Die Ravensburger Feinmotorikkiste • FeinMoKi**
  2. Aufl. 2017, 128 S., Format DIN A6 quer, stabiler, UV-echter Karton, Ringbindung, **Bestell-Nr. 1093, € 15,30**

- **Das kleine Hand-Buch**
  2. Aufl. 2015, 64 Blatt, Format DIN A6 quer, stabiler, UV-echter Karton, Ringbindung, **Bestell-Nr. 1092, € 15,30**

- **RAVEK Handbuch** zum Ravensburger Erhebungsbogen fein- und grafomotorischer **Kompetenzen – Befunderhebung von 4-10 Jahren**
  2016, 128 S., farbige Abb., Format DIN A5, Klappenbroschur, **Bestell-Nr. 1610, € 19,95**

- **RAVEK CD-ROM** zum Ravensburger Erhebungsbogen fein- und grafomotorischer **Kompetenzen – Befunderhebung von 4-10 Jahren**
  Neuausgabe 2016, RAVEK Bögen als pdf zum Ausdrucken, in Plastikhülle, **Bestell-Nr. 1614, € 9,80**

- **Geschickte Hände zeichnen 1**
  Zeichenprogramm für Kinder von 5-7 Jahren – Schwungübungen und Grundformen
  4. Aufl. 2017, 75 Blatt, Format DIN A4, Block, **Bestell-Nr. 1045, € 8,60**

- **Geschickte Hände zeichnen 2**
  Zeichenprogramm für Kinder von 5-7 Jahren – Grundmuster
  4. Aufl. 2017, 89 Blatt, Format DIN A4, Block, **Bestell-Nr. 1046, € 8,60**

- **Geschickte Hände zeichnen 3**
  Grafomotorische Übungen für Menschen von 8-88 Jahren
  3. Aufl. 2017, 80 Blatt, Format DIN A4, Block, ISBN 978-3-8080-0657-3, **Bestell-Nr. 1080, € 8,60**

- **Geschickte Hände zeichnen 4**
  Grafomotorische Übungen für Menschen von 8-88 Jahren
  3. Aufl. 2017, 72 Blatt, Format DIN A4, Block, **Bestell-Nr. 1082, € 8,60**

- **KIPAS (nach KIsch und PAuli)**
  2011, 64 Blatt, Format DIN A4 hoch, Block, **Bestell-Nr. 1084, € 7,80**

- **Schreibstörungen bei Kindern erkennen und behandeln**
  Das Praxisbuch für Therapie und Pädagogik
  2014, 176 S., Format DIN A5, Ringbindung, **Bestell-Nr. 1095, € 16,95**

- **RAVEK-S • Ravensburger Erhebungsbogen grafo- und schreibmotorischer Auffälligkeiten**
  + Ergänzungen zu den Zeichenprogrammen „Geschickte Hände zeichnen 3 + 4"
  2. Aufl. 2017, 18 S. DIN A4 als PDF auf CD-ROM, in Plastikhülle, ISBN 978-3-8080-0806-5, **Bestell-Nr. 1081, € 9,80**

- **Linkshänder – Na klar!**
  Das Praxisbuch über linkshändige Kinder
  2. Aufl. 2013, 144 S., Format DIN A5, Ringbindung, **Bestell-Nr. 1083, € 16,80**

- **Ergotherapeutische Übungen in der Handtherapie** mit Gerda Leimer
  3. Aufl. 2015, 160 S., Format 16x23cm, Ringbindung, **Bestell-Nr. 1078, € 17,50**

verlag modernes lernen

Schleefstr. 14 • D-44287 Dortmund • **Bestell-Hotline:** Tel. 0231 - 12 80 08 • FAX 0231 - 12 56 40
Ausführliche Informationen (Leseproben) und Bestellen im Internet: **www.verlag-modernes-lernen.de**